다음 세대를 생각하는
인문교양 시리즈

아우름 **25**

기생충이라고
오해하지 말고 차별하지 말고

기생충에게 마음을 열면 보이는 것들

서 민 지음

샘터

기생충에게 좀 더
관대한 세상을 꿈꾸며

삶과 문학을 사랑하는 이들이라면 《샘터》라는 이름만 들어도 절로 미소가 나옵니다. 권력자나 재벌회장, 또는 유명 연예인과는 거리가 먼, 평범한 사람들의 일상 속에서 찾을 수 있는 아름다움을 함께 나누는 잡지이기 때문이지요. 《샘터》를 읽는 것으로도 충분히 만족하던 제가 연재를 부탁받았을 때 느꼈던 기쁨의 크기를 어떻게 표현할 수 있을까요?

뭘 써야 할지 오래 고민할 필요는 없었습니다. 오랜 기간 저와 함께했던 기생충의 이야기를 《샘터》 독자분들과 나누고 싶어졌으니까요. 외모가 좀 징그러워서 그렇지, 기생충은 알고 보면 썩 괜찮은 녀석이랍니다. 평화를 사랑하고, 작은 것 하나에 만족할 줄 아는 그 성정이 《샘터》 독자분들과 닮은 것 같았습니다.

그렇게 저는 제가 아는 기생충들을 《샘터》 지면에 소개했지요.

처음에는 거부감이 있었겠지만, 연재가 거듭될수록 독자분들이 기생충들의 착한 성품에 감화되고 있다는 것을 느꼈답니다. 게다가 당시 그림을 담당한 누똥바 님이 기생충을 워낙 귀엽게 그려 주셔서, 《샘터》 독자들에게 기생충은 더 이상 혐오동물은 아니게 됐습니다.

그렇게 소기의 목적을 달성하고 휴식을 취하려던 차에, 《샘터》 담당자분의 제의로 글쓰기에 관한 글을 연재하게 됩니다. 제 글쓰기가 좀 특별한 것은, 순전히 노력에 의해 글을 잘 쓰게 되었다는 것이지요. 작가들끼리 만나면 보통 이런 얘기를 합니다.

"너 백일장에서 무슨 상 탔어? 나는 용산구청장상 탔다."

"흥, 나는 서울시장상 탔거든?"

어려서부터 글을 잘 썼던 이분들은 안타깝게도 글을 못 쓰는 사람들의 마음을 이해하지 못합니다. 하지만 저는 백일장 입상은 고사하고, 서른이 될 때까지 글을 참 못 썼습니다. 나이 서른에 냈던《소설 마태우스》는 한 라디오 MC로부터 "이런 책은 중학생도 충분히 쓸 수 있겠다"는 핀잔을 들어야 했습니다.

그래서 저는 늘 '글쓰기는 노력으로 어느 정도 완성될 수 있다', '보다 많은 분이 글쓰기에 도전하자'고 말해 왔습니다. 그러니 많은 독자가 보는《샘터》에 글쓰기에 관한 연재를 하게 된 건 제 평소 주장을 실천하는 일이었지요. 그 연재 덕분에 글쓰기에 눈을 뜨신 독자분들이 분명히 계실 거라고 믿습니다.

모두 합쳐 3년, 짧다면 짧은 시간 동안《샘터》와 함께했습니다. 그런데 이번엔 샘터사에서 제가 그간 쓴 글들을 묶어 단행본을 내

자고 해주었습니다. 샘터사의 자랑인 아우름 시리즈에 제 책이 추가
된다니, 얼마나 기뻤겠어요?《샘터》독자분들이라면 지난 3년간의
추억을 되새기는 의미로, 독자가 아니신 분들은《샘터》입문서로 이
책을 읽어 주시면 감사하겠습니다.

　이 책 덕분에 우리 사회가 기생충에게 좀 더 관대한 곳이 됐으면
좋겠습니다.

2017년 11월 20일

기생충학자 서민 드림

| 차 례 |

제2부 기생충 박사의 시간 진정 서민적인 삶을 찾아서

1장. 글쓰기의 힘: 아는 놈 위에 쓰는 놈

2장. 나의 유충시대: 어엿한 한 마리 기생충이 되기까지

기생충 소개서

제1부

기생충의 마음

잘 알지도 못하면서

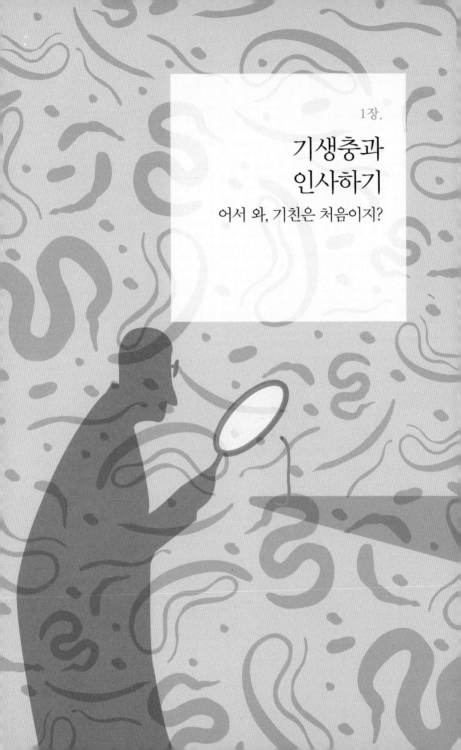

1장.

기생충과
인사하기

어서 와, 기친은 처음이지?

고독한 기생충
회순이

내시경실에서 연락이 왔다.

"환자가 입으로 뭔가를 토했는데, 기생충 같습니다."

가서 봤더니 살구색으로 빛나는 30cm가량의 벌레 한 마리가 꿈틀대고 있었다. 회충이었다. 기생충을 병에 담아 연구실로 오면서 이 벌레가 이번 생에 살았던 나날들을 추측해 봤다. 편의상 그 벌레를 '회순이'(암컷인 관계로)라 부르겠다.

회순이의 삶은 그 환자(숙주)가 삼킨 회충 알이 십이지장에서 부화하면서 시작됐다. 폐에 가서 맑은 산소를 마시고 와야 어른이

기생충이라고 오해하지 말고 차별하지 말고

될 수 있기에 회순이는 태어나자마자 폐까지의 힘든 여정에 나서야 했다. 다시금 환자의 작은창자로 돌아온 회순이는 장기 중간쯤에 자리를 잡고 영양분을 섭취하기 시작한다. 회순이는 무럭무럭 자랐고, 두 달 후에는 어엿한 숙녀가 됐다.

회충들이 다 그렇지만, 회순이는 특히 더 날씬하고 아름다웠다. 하지만 주변을 아무리 살펴봐도 남자가 없었다. 회충이 가장 아름다울 때는 3~6개월, 회순이는 황금 같은 결혼 적령기가 하루하루 지나가는 게 너무도 안타까웠다. 불과 60년 전만 해도 한 사람당 갖고 있는 회충의 숫자가 50마리였으니, 그때 태어났다면 얼마나 좋았을까? 수컷만 들어오면 외모, 성격 안 따지고 당장이라도 신방을 차려야겠다며 위만 바라보던 회순이는 불현듯 자신의 인생, 아니 충생蟲生에 남자가 찾아올 일은 더 이상 없으리란 걸 깨달았다.

"남녀를 떠나서 말벗이라도 있으면 좋겠어. 그래, 꼭 같은 회충이 아니어도 괜찮아. 편충이든 십이지장충이든 누구라도 하나 와줘라, 제발."

석 달 후, 외로움에 몸부림치던 회순이는 운명을 건 모험을 한다. 저 위쪽으로 가면 친구를 만날지도 모르고, 행여 어떤 일이 닥치더라도 껌껌한 여기보다는 나을 거라는 계산하에. 지렁이가 몸을 비틀며 앞으로 나아가듯, 회순이는 평생 안 써본 근육을 써가며 위로, 또 위로 올라갔다. 저 멀리에서 어렴풋이 빛이 비치는 것 같았다.

"저 빛을 따라가면 뭔가 좋은 일이 있을 거야. 최소한 이 지긋지 긋한 어둠은 피할 수 있잖아?"

그로부터 몇 시간 뒤, 갑자기 "캑캑" 하는 소리가 났고, 회순이는 엄청난 압력을 받으며 위로 올라갔다. 정신을 차려 보니 눈이 작은 남자(접니다)가 자기를 향해 핀셋을 내밀고 있었다. 그게 회순이가 본, 세상에서의 마지막 장면이었다.

내가 살던 서울 합정역 부근에 카페가 크게 늘어났다. 비단 합정 역만이 아니라 젊은이들이 많이 다니는 곳에는 어디나 카페가 무리 를 지어 있다. 어느 분의 분석에 따르면 카페가 많아지는 건 혼자 사 는 젊은이들이 많아져서란다. 공감이 됐다. 여럿이 있는 경우도 있 지만, 카페에 혼자 앉아 노트북을 두드리거나 스마트폰을 보는 젊은 이들은 이젠 낯선 풍경이 아니니까.

불과 60년 전만 해도 사람들은 한집에서 바글거렸다. 먹고사는 건 그리 넉넉지 않았고, 방이 좁아 새우잠을 자야 할 때도 있을지언 정 외롭다는 느낌은 별로 없었던 기억이 난다.

2016년, 우리나라 1인 가구의 비율은 28%에 달하고, 앞으로 더 늘어날 거라는 전망이다. 혼자 살게 된 이유는 다 다르겠지만, 인간 이 사회적 동물인 이상 그들이 느끼는 외로움은 회순이의 그것보다 훨씬 더 클지 모른다.

기생충이라고 오해하지 말고 차별하지 말고

외로움에 지친 회순이가 위로, 또 위로 올라간 것처럼, 혼자 사는 사람들은 밤만 되면 텅 빈 집에 들어가는 대신 사람들로 북적이는 카페를 찾는다. 그렇게 생각하니 카페의 휘황찬란한 불빛들이 갑자기 쓸쓸하게 보인다.

회충 소개서

살구색 혹은 황백색의 늘씬한 기생충. 성충은 길이 20~30*cm*, 두께 3~5*mm* 정도로 크기가 큰 편에 속하는 기생충이다. 주로 인분 비료를 사용한 채소를 통해 걸리며, 소장에 서식한다. 사람회충 외에도 개회충, 돼지회충, 말회충 등이 있다.

자신만만
광절이를 덮친
쓰나미

지진으로 생기는 큰 파도를 일컫는 '쓰나미'가 국내에 알려진 건 23만 명의 사망자를 낸 2004년 인도네시아의 참극이 계기였다. 그로부터 7년 후 이웃 나라 일본에서 발생한 쓰나미는 이것이 꼭 남의 일만은 아닐지 모른다는 공포감을 불러일으켰다.

쓰나미가 발생했을 때 취해야 할 행동 수칙은 '무조건 높은 곳으로 올라가라'지만, 최대 높이 30m에 달하는 파도가 건물을 덮치는 데 그게 가능할까 싶기도 하다. 최근 더 잦아지는 쓰나미는 발달된 문명의 힘을 빌려 지구의 주인 행세를 하는 인간이 지구의 진짜 주인인 자연 앞에서 얼마나 무력한 존재인지를 잘 보여 준다.

기생충이라고 오해하지 말고 차별하지 말고

'광절열두조충'이라는 기생충이 있다. 조충이란 '촌충', 즉 여러 개의 마디로 이루어진 벌레란 뜻인데, 각 마디의 세로보다 가로가 넓어서 '광절廣節'이고, 머리에 갈라진 틈이 있어서 '열두裂頭'라는 이름이 붙었다. 여기서는 편의상 '광절이'라고 부르자.

이 기생충은 송어나 연어 같은 민물고기를 회로 먹어서 걸린다. 물고기 안에서는 1~2cm 크기인 광절이의 유충이 사람 몸에 들어오면 머리의 갈라진 틈으로 사람의 창자를 물고 몸을 만들기 시작한다. 몸을 만든다면 보통 근육을 키운다는 뜻으로 받아들여지지만, 광절이가 몸을 만드는 건 끊임없이 마디를 만들어 낸다는 뜻이다. 3개월쯤 지나면 그 마디는 수백 개를 헤아리고, 광절이의 전체 길이는 5m를 훌쩍 넘는다.

그 기다란 벌레가 기껏해야 7m인 사람의 창자 속에 있는 건 쉬운 일이 아니다. 암수한몸이니 짝짓기에 대한 걱정은 없다 해도, 행여 증상이 있으면 숙주가 눈치를 채니 되도록 얌전하게 있어야 하고 대장내시경에 발각되지 않으려면 몸을 여러 번 접은 채 최대한 부피를 줄여야 한다.

하지만 광절이에게 가장 힘든 건, 1cm도 안 되는 작은 머리로 무려 5m가 넘는 몸 전체를 지탱해야 한다는 것이다. 갈라진 틈으로 창자의 일부를 붙잡고 매달려 있는 광절이의 모습, 상상만으로도 위태로워 보인다. 게다가 우리 창자는 시시때때로 연동운동을 하는데,

그 와중에 창자를 놓치지 않고 수년 이상 사는 광절이의 능력은 실로 놀랍다. 그 환자의 몸속에 있던 광절이 역시 자신이 오래도록 발각되지 않고 수년간 살 거라고 생각했으리라. '내가 있는 걸 숙주는 꿈에도 모르겠지'라며 혼자 웃고 있었을지도 모른다.

그러던 어느 날, 쓰나미가 몰려왔다. 배가 고프거나 음식물이 있을 때만 요동을 치던 창자가 생전 처음 느끼는 엄청난 힘으로 자신을 아래쪽으로 밀어내기 시작한 것. 한번 창자를 놓치면 다시 잡는 건 불가능한 노릇인지라 광절이는 머리에 더 힘을 줬다.

그렇게 며칠이 지났다. 머리에 너무 힘을 줬는지 머리가 너무 아팠지만, 창자의 요동은 계속됐다. 연약한 머리가 버티는 데는 한계가 있었고, 광절이는 결국 창자를 놓쳤다. 잠시 실신했던 광절이가 다시금 정신을 차려 보니 밝은 빛이 보였고, 무엇보다도 안 좋은 냄새가 진동했다. "으악! 이게 무슨 냄새지?" 그것이 광절이가 이 세상에서 한 마지막 말이었다.

"한 열흘가량 설사를 했어요."

광절이에 걸렸던 환자는 그날의 악몽을 이렇게 회상했다.

"또 변이 나오려고 하는 거예요. 냉큼 화장실에 달려갔는데, 변은 안 나오고 항문에 뭔가가 걸려 있는 느낌이 들었어요. 혹시나 해서 손으로 만져 보니 아니나 다를까, 항문에 축축한 게 느껴지더라고요. 그때부터 그것을 뽑기 시작했죠. 끊어질까 봐 아주 천천히요. 다

뽑고 나니까 아주 기다란 벌레더라고요. 길이가 6m쯤 됐고요. 처음 겪는 일이라 무서워서 선생님한테 연락했죠."

광절이를 병에 담아 연구실로 오면서 생각했다. 쓰나미 앞에서 인간이 무력한 것처럼, 열흘 동안의 설사 앞에 6m짜리 광절이도 한낱 미물에 불과했다고. 그러니 겸손해질지어다. 기생충이나 인간이나.

광절열두조충 소개서

조충이란 '촌충', 즉 여러 개의 마디로 이루어진 벌레란 뜻이며, 각 마디의 세로보다 가로가 넓어서 '광절廣節', 머리에 갈라진 틈이 있어서 '열두裂頭'라는 이름이 붙었다. 머리의 갈라진 틈으로 사람의 창자를 물고 끊임없이 마디를 만들어 3개월쯤 지나면 마디가 수백 개에 이르며 전체 길이가 5m를 훌쩍 넘는다. 1cm도 안 되는 작은 머리로 5m가 넘는 몸 전체를 지탱하는 것. 송어나 연어 같은 민물고기를 회로 먹어서 걸린다.

포기할 필요 있을까,
생선회와 기생충

생선회를 먹을 때마다 살아 있다는 것에 감사하게 된다. 불이 발견된 건 100만 년도 더 된 일이지만, 인간의 혀는 인류의 먼 조상이 먹던 날것의 맛을 잊어버리지 않았다. 소나 돼지는 구운 것이 더 맛있지만, 생선만큼은 날것이 훨씬 더 맛있다. 그래서 불이 발견되고 난 후에도 인류의 조상들은 구운 생선 대신 날생선을 먹으면서 삶의 활력을 되찾았으리라.

그중에서도 우리 민족은 유독 생선회를 좋아했는데, 옛날 사람들이 쓰던 화장실을 조사해 보면 생선회를 먹고 걸린 기생충의 알이 잔뜩 발견된다. 심지어 400년 전 죽어서 미라가 된 다섯 살배기 어린애의 변에서도 회를 먹어야 걸리는 간디스토마의 알이 나왔으니, 이쯤 되면 우리나라를 생선회의 종주국이라고 우겨도 크게 이상할 게 없을 지경이다.

2014년 봄을 기다리던 어느 추운 날, 사람들은 13세 된 아이의 몸에서 3.5m에 달하는 기생충이 나왔다는 소식에 몸을 떨었다. 당시 한 대학병원을 방문한 13세 남자아이의 항문에서 길이가 3.5m에 달하는 기생충 광절열두조충이 발견되면서 기생충 학자인 나는 여기저기 인터뷰를 하기 바빴다.

"아니 3.5m짜리라니, 어떻게 그런 긴 기생충이 사람 몸에 들어갈 수 있지?" "괴롭힐 사람이 없어서 초등학생한테 들어가? 나쁜 기생충 같으니."

욕을 하다 보니 괜히 몸이 근질근질해진 사람들은 집에 가기 전 약국에 들러 구충제를 샀고, 앞으로 다시는 생선회를 먹지 말자는 결의를 한다.

인간을 제외한 대부분의 동물은 기생충을 가지고 있다. 그 기생충 중에는 해로운 것도 있고, 그렇지 않은 것도 있다. 우리가 소나 돼지를 구워 먹게 된 것도 그 동물들을 날로 먹다가 기생충에 감염돼 심한 증상을 겪었기 때문이다. 이슬람교에서 돼지고기를 먹지 말라는 율법을 만든 것 역시 덜 익힌 돼지를 통해 전파되는 선모충이 사회 문제가 됐기 때문으로 추정한다.

반면 우리가 생선회에 대해 관대한 것은 날생선을 통해 전파되는 기생충이 그렇게까지 인체에 해롭지 않다는 증거일 수 있다. 물론 바닷고기를 먹으면 고래회충에 걸릴 수 있고, 민물고기를 회로 먹으려면 간디스토마의 위험을 감수해야 한다. 바닷물과 민물이 만나는 지역의 주민들은 숭어를 비롯한 각종 물고기들을 회로 먹는데, 그 주민들 중 상당수는 장디스토마에 감염돼 있다. 하지만 생선회를 통해서 전파되는 이런 기생충들은 별반 심각한 증상을 일으키지 않으며, 이로 인해 사람이 죽는 일은 더욱 없다.

13세 아이에게서 나온 기생충은 그 길이만큼이나 이름도 긴 광절열두조충이었다(앞글에서 소개한 광절이). 송어나 연어를 회로 먹어서 감염되는데, 과연 그 소년은 5세 때 간디스토마에 감염된 400년 전 우리 조상처럼 송어 회를 시시때때로 즐겼다고 했다. 그래서 소년은 광절열두조충으로 인한 피로감에 시달려야 했는데, 한창 성장기인 그 소년과 달리 대부분의 어른은 이 기생충에 걸려도 별 증상이 없다.

그러니까 광절열두조충은 외모만 흉측할 뿐 비교적 온순한 편인데, 굳이 따지자면 그게 몸에서 나왔다는 충격 때문에 며칠간 공황 상태에 빠지는 게 가장 심한 증상이다.

기생충이라고 오해하지 말고 차별하지 말고

조류독감이나 비브리오균처럼 사람을 죽게 하는 병원체가 난무하는 세상에서 이 정도의 증상은 권장까지는 할 수 없지만 긴 인생에서 보면 가볍게 넘길 수 있는 정도가 아닐까? 송어 회 마니아로서 말하건대, 송어 회의 맛은 참말로 아름답다. 송어 회를 먹고 광절열두조충에 걸릴 확률은 0.1%도 채 되지 않음에도, 가끔 발견되는 기생충 때문에 이 아름다운 송어 회를 포기해야 할까?

아름다운 장미에 가시가 있는 것처럼, 아름다움을 얻으려면 어느 정도의 위험은 감수해야 한다. 하지만 송어 회의 위험은 장미의 가시보다 훨씬 덜하고, 찔릴 확률도 훨씬 떨어진다. 다섯 살 때부터 회를 즐겼던 우리 조상들의 슬기를 굳이 외면하지 않아도 되는 이유다.

고집할 필요 있을까,
유기농과 기생충

한 남자가 병원에 왔다. 편의상 김철수 씨라고 하자. 딱히 어디가 아팠던 건 아니었다. 40대 중반의 나이였고 한 집안의 가장이었으니, 건강검진을 통해 어디 안 좋은 곳이라도 있는지 알고 싶었다. 과거의 일이지만 간이 안 좋아 오랜 기간 약을 먹기도 했으니 말이다. 다행히 혈액 검사에서 간의 이상은 발견되지 않았고, 그 밖의 다른 검사 결과도 다 정상이었다.

마지막으로 간 곳은 대장내시경실. 마취제가 혈관으로 들어간 지 얼마 안 되어 철수 씨는 의식을 잃었다. 그에게는 차라리 다행이었다. 철수 씨가 수면 마취를 택하지 않았다면, 그래서 의사와 함께

모니터를 봤다면 자기 대장에서 벌레가 꿈틀거리는 광경을 보고 기절이라도 했을지 모르니까.

그 광경은 기생충이 멸종했다고 믿었던 의사에게도 충격이었다. 길이는 2~3cm 정도로 그리 크진 않았지만, 숫자가 너무 많았다. 일일이 꺼내기는 불가능할 것 같아 시범 케이스로 몇 마리만 꺼낸 뒤 내시경을 마쳤다. 그 벌레를 들여다보던 의사는 불현듯 자기 대학에 기생충학 교수가 있다는 걸 깨달았고, 병에 담은 그 벌레들을 전공의를 시켜 교수에게 보냈다. 잠시 뒤 돌아온 답은 이랬다.

"이건 왜소조충이라고 합니다. 원래 굉장히 흔했지만 요즘은 보기 힘들죠. 약 한 알만 먹으면 금방 치료됩니다."

앞에서도 설명했지만, 왜소조충에서 '조충'은 '촌충'을 뜻한다. 대부분의 촌충이 3m를 넘는 반면 왜소조충은 그 이름처럼 4cm를 넘기 어렵고, 두께도 1mm 내외에 불과한 조그만 조충이다. 다른 기생충들처럼 사람의 장 속에 들어앉아 영양분을 빼먹고 사는데, 몇 천 마리 정도가 감염된다면 모를까, 대부분은 별다른 증상이 없다. 철수 씨가 평소 아무런 증상도 느끼지 못했던 것도 당연했다. 그런데 이 왜소조충은 대체 어디서 왔을까?

가장 흔한 경로는 쥐가 변을 볼 때 왜소조충의 알을 집 안 여기저기에 뿌려 놓고, 사람이 방바닥에 떨어진 과자를 주워 먹을 때 그 알도 같이 먹는 것이었다. 지금도 야생 쥐를 잡아 보면 왜소조충을 어렵지 않게 발견할 수 있다. 하지만 지금은 과거처럼 쥐와 인간이 한집에서 같이 사는 일이 드물며, 잘은 모르지만 김철수 씨 집에도 알을 여기저기 뿌리는 쥐는 없을 것 같다. 그럼 어떻게?

힌트는 김 씨가 평소 유기농 음식만 고집했다는 데 있다. 유기농은 화학비료는 물론이고 살충제도 쓰지 않고 야채나 과일을 기르는 방식. 그러다 보니 식물이 자라는 동안 벌레들이 왔다 갔다 할 수 있다. 그중 쥐벼룩이나 바퀴벌레, 풍뎅이 같은 벌레에 의해 왜소조충의 유충이 퍼지는 것은 얼마든지 가능한 일이다. 실제로 심부전 때문에 고생하던 일본의 한 남자는 거의 멸종된 것으로 알려진 십이지장충에 다량 감염돼 있었는데, 이 사람이 평상시 유기농 음식만 고집해서 먹었다는 점으로 미루어 학자들은 유기농작물을 통해 십이지장충의 유충이 들어온 것으로 추측했다.

유기농 음식이 대세가 된 건 어제오늘의 일은 아니다. 유기농작물을 구입하는 사람들은 그 이유를 "본인과 가족의 건강을 위해서"라고 설명하지만, 실제로 유기농이 그렇게 몸에 좋은지에 대해서는 아무런 과학적 근거가 없다. 유기농작물을 먹은 사람과 그렇지 않은 사람 간에 혈중 콜레스테롤 농도, 혈당, 백혈구의 DNA 손상 정도 등 건강과 관련 있는 여러 항목을 비교해 봤더니 의미 있는 차이는 관찰되지 않았다고 한다.

거기에 김철수 씨의 사례에서 본 것처럼 기생충의 위험마저 있

으니, 세 배 가까운 돈을 주고 유기농을 고집할 필요가 있을지 한번
쯤 생각해 볼 일이다.

왜소조충 소개서

'조충'은 앞서 설명했듯 마디가 있는 '촌충'을 뜻한다. 대부분의 촌충이 $3m$를 넘는
반면 왜소조충은 그 이름처럼 $4cm$를 넘기 어렵고, 두께도 $1mm$ 내외에 불과하다. 사
람의 장 속에 기생하지만 대부분 별다른 증상이 없다. 왜소조충에 걸리는 가장 흔한
경로는 쥐의 변이다. 그러나 주거지에서 쥐가 사라진 요즘은 유기농 식재료가 유력
한 경로로 추측되고 있다.

기생충이
인간의 뇌를
조종한다고?

언젠가 만났던 분은 나를 보자마자 기생충을 비웃었다.

"기생충은 뇌가 없죠? 무식한 사람에게 기생충 같다고 해도 되는 거죠?"

처음 만난 사이인지라 정색을 하고 반박하면 어색할 것 같아 빙그레 웃고 말았지만, 지면을 빌려 그때의 분풀이를 해본다. 기생충이 뇌가 없는 것은 사실이지만, 뇌에 해당하는 중추신경계를 갖추고 있어 나름대로 이성적인 판단을 한다. 심지어 자기보다 수십 배, 수백 배 더 큰 숙주를 조종하기도 한다.

예를 들어 개미에 있는 '창형흡충'이란 기생충은 소가 종숙주라

기생충이라고 오해하지 말고 차별하지 말고

어떻게 해서든 소의 몸 안으로 들어가야 어른이 되어 알을 낳을 수 있다. 그런데 소는 개미를 먹지 않는다. 이 문제를 어떻게 해결할까 고민하던 창형흡충은 다음과 같은 전략을 세웠다. 개미로 하여금 소가 즐겨 먹는 풀 위로 올라가 오랜 시간 그 자세로 버티고 있게 하자는 것. 소는 좀 대범한 편이라 풀에 개미가 있어도 그냥 먹으니, 창형흡충이 자기 목적을 달성할 수 있지 않겠는가?

이 작전을 위해 창형흡충의 유충 한 마리가 개미의 뇌로 들어가 개미의 행동을 조종하기 시작한다. 개미는 무언가에 홀린 듯 숙소를 떠나 풀로 올라가고, 거기서 반나절 이상 매달려 있으면서 소가 먹어 주기만을 기다린다.

운 좋게 먹히지 않은 경우 개미는 다시 숙소로 돌아오는데, 다른 개미가 그에게 "어디 갔다 왔어?"라고 물으면 "산책 갔다 왔다"고 대답하고는 그다음 날이 되면 또다시 풀 위로 올라간다고 한다. 개미가 소한테 먹히면 이 작전의 일등공신인 뇌에 있는 유충은 죽지만, 개미 몸 안에 있던 다른 유충들은 어른으로 자란 뒤 죽은 유충의 몫까지 알을 낳는다.

숙주를 조종하는 또 다른 기생충은 '톡소포자충'이다. 주로 쥐에 사는 이 기생충의 종숙주는 고양이인데, 톡소포자충은 쥐로 하여금 고양이를 덜 무서워하게 만듦으로써 종숙주로 가려는 자기 욕구를 충족시킨다. 추후 연구를 통해 톡소포자충이 쥐의 뇌 중 공포 반응을 조절하는 부위에 기생하고, 이것이 쥐가 고양이를 덜 무서워하게 되는 이유라고 밝혀진 바 있다.

신기한 것은 톡소포자충이 사람도 조종한다는 사실이다. 플레그르J. Flegr라는 체코 학자는 자신이 가끔 이상한 행동을 한다는 사실을 깨달았다. 멍해져 있다가 정신을 차려 보면 차가 쌩쌩 다니는 찻길 한가운데에 가 있고, 총격전이 일어나 사람들이 다 대피하는데도 혼자 멍하니 서 있더라는 것. 자기가 왜 이럴까를 연구하던 그는 자신이 톡소포자충이라는 기생충에 감염돼 있다는 사실을 알았고, 그후 톡소포자충 연구에 뛰어들어 괄목할 만한 업적을 쌓는다.

톡소포자충에 감염된 사람은 교통사고를 남보다 더 잘 당했으며, 정신분열증에 걸리는 비율도 훨씬 높았다고 한다. 이러한 연구 결과의 의미는 아직 잘 파악되지 않았지만, 인간 역시 기생충에 의해 조종되는 존재라는 사실만큼은 큰 충격이었다.

2014년 4월, 우리 국민들은 큰 슬픔에 빠졌다. 제주도를 향해 가던 세월호가 침몰해 꽃다운 나이의 고등학생 수백 명이 목숨을 잃어서였다. 그 충격이 너무 커서 다들 할 말을 잃었는데, 더 놀라운 사실은 그 와중에 선장과 승무원이 승객을 버리고 달아났다는 점이었다. 사람들은 말했다.

기생충이라고 오해하지 말고 차별하지 말고

"선장이 왜 그랬는지 이해하려고 노력해 봤지만, 결국 실패했어."

정말 그랬다. 선장과 구조 관련자들은 왜 승객들한테 퇴선 명령 대신 선실에 남아 있으라고 지시했던 것일까? 차라리 그들이 단체로 톡소포자충에 감염됐다면, 그래서 자신들이 뭘 하는지 모른 채 조종당하고 있었다면 그토록 마음이 참담하진 않았을 것 같다. 그런 게 아니라 아예 승객을 수장시킬 목적으로 그런 지시를 하고 방송을 했다면 너무 끔찍하지 않겠는가?

선장과 승무원을 비롯한 관련자들이 혹시 톡소포자충에 감염된 건 아닌지 검사를 해봤으면 좋겠다. 그들을 위해서가 아니라, 아픔과 상처를 안고 살아가야 할 수많은 사람들을 위해서.

창형흡충 소개서
소가 종숙주인 기생충으로, 소의 몸 안으로 들어가야 성충이 되어 알을 낳을 수 있다. 그를 위해 곤충류인 중간숙주의 행동을 조종하기도 한다.

톡소포자충 소개서
주로 쥐에 사는 이 기생충의 종숙주는 고양이로, 종숙주로 가기 위해 쥐의 뇌 중 공포 반응을 조절하는 부위에 기생하여 쥐가 고양이를 덜 무서워하게 조종한다. 숙주의 몸속에 커다란 주머니(포낭)를 만들어 숨어 있다가 숙주의 면역이 약해지면 밖으로 나와 병을 일으킨다. 사람의 경우는 주로 날고기를 먹을 때 그 안의 유충 주머니를 함께 먹어서 걸린다.

자식 때문에
무릎 꿇은
부모 기생충

드라마, 특히 아침 드라마는 인물 설정이나 출생의 비밀 남용 등 '막장'으로 치닫는 설정이 적지 않다. 그런데 이들 막장 드라마에서 애써 교훈을 찾자면 자식 잘못 키우면 곤란할 수 있다는 점이다. 회장 아들딸이라든가 막강한 권력을 가진 부모 믿고 안하무인으로 구는 악녀나 악한들은 적반하장의 태도는 기본이다. 잘못이 드러나도 반성은커녕 계속 당당하다.

결국 뒷감당은 부모의 몫. 대통령과 달리 임기도 없고 견제하는 세력도 없어 무소불위의 권력을 자랑하는 대기업 회장도 자식 일 앞에서는 무릎을 꿇고 통사정을 하는 장면이 심심치 않게 등장한다.

기생충이라고 오해하지 말고 차별하지 말고

이처럼 드라마 속에서도, 현실 속에서도 내 마음대로 안 되는 게 바로 자식이다.

회선사상충(이하 회선이)이라는 기생충이 있다. 우리나라에 없는 이 기생충은 먹파리에 물렸을 때 그 안에 있던 유충이 사람 몸에 들어옴으로써 감염된다. 대부분의 기생충이 인체 감염 시 별다른 증상을 유발하지 않는 데 비해 회선이는 인간에게 '강변실명증'이라는 치명적인 증상을 일으킨다. 그 결과 회선이의 유행지인 사하라 남부 아프리카에서는 시력을 잃은 어른이 아이의 인도에 따라 길을 걷는 광경을 흔히 볼 수 있다.

강변실명증이라는 이름이 붙은 이유는 매개체인 먹파리가 강가에 주로 살기 때문이다. 하지만 회선이가 일부러 사람을 해롭게 하는 건 아니다. 사람에게 들어오면 피부 어딘가에 자리를 잡은 뒤 암수가 서로 짝짓기도 하고 자식도 낳으면서 오순도순 살고픈 게 회선이의 원래 계획이었다. 실제로 회선이가 두피 근처에 그럴싸한 방을 만들고 그 안에 신혼살림을 차리면 피부가 가렵고 좀 부어오를 수는 있어도 사람에게 커다란 불편을 주지는 않았다.

회선이가 악명을 떨치게 된 이유는 바로 자식 때문이다. 알을 낳는 다른 기생충과 달리 회선이는 가느다란 유충을 낳는다. 알과 달리 유충은 우리 몸 어딘지 갈 수 있는 존재. 물론 회선이 부부는 유충이 자기 집 근처에 머물면서 얘기도 하고 일도 좀 배웠으면 했다. 하지만 인간의 10대가 그렇듯 회선이의 자식들도 그 말을 고분고분 들을 리 없었다. 호기심 많은 유충들은 인간의 온몸을 다 헤집으면서 돌아다녔고 그 결과 곳곳에서 문제가 발생했다.

결정적인 문제는 눈에서 생겼다. 사람의 눈에 한번 다녀온 유충들은 그곳이 가장 재미있다고 생각했는지 그 뒤부터 수시로 눈에 가서 놀았으니까. 눈을 방어하는 면역계는 유충에 대해 면역 반응을 일으켰고 이런 과정이 반복되면서 눈을 구성하는 각막이 혼탁해져 버렸다. 이렇게 시력을 잃는 사람이 매년 30만 명 정도나 됐다.

결국 세계보건기구는 강변실명증을 '꼭 박멸해야 할 6대 질환'으로 선정해 대대적 소탕을 시작했다. 회선이로서는 억울할 수 있겠지만 어쩌겠는가? 다 자기가 자식을 잘못 키운 탓인데. 그렇다고 해서 사하라 남쪽에 가려던 분들이 쌌던 가방을 다시 풀 필요는 없다. 이 기생충은 아주 한적한 강가에서나 유행할 뿐 사람이 많이 가는 도회지는 안전하니까.

─────────

회선사상충 소개서
먹파리에 물렸을 때 그 안에 있던 유충이 사람 몸에 들어가 감염된다. 알을 낳는 다른 기생충과 달리 가느다란 유충을 낳는데, 그 유충들이 사람의 시력을 잃게 만드는 치명적 증상인 '강변실명증'을 일으킨다. 주로 사하라 남부 아프리카의 한적한 강변에서 유행한다.

기생충이라고 오해하지 말고 차별하지 말고

세상에서 가장
금실 좋은 동물

남자들 중에 다음과 같은 말을 하는 사람이 종종 있다.

"내가 원래 아랍 체질인데 말이야, 여기서 태어나서 마음고생을 한다고."

이 말이 겨냥하는 바는 아랍이 일부다처제를 채택하는 몇 안 되는 나라라는 것이다. 이런 말을 하는 분들 중엔 하나 있는 배우자도 제대로 건사하지 못하는 경우가 많다는 게 반전이라면 반전인데, 일부일처가 좀 힘든 제도인 것만은 사실인 것 같다. 남자를 예로 들긴 했지만, 여자라고 해서 괜찮은 이성에 가슴이 뛰지 않는 것은 아닐 테니까.

몇 년 전 방영한 드라마 〈결혼의 여신〉에는 바람을 피워 놓고도 "남자라는 동물이 원래 그래!"라고 우기는 뻔뻔한 남편이 나온다. 아내는 이렇게 반격한다.

"우리도 잘생긴 남자, 초콜릿 복근을 보면 뻑 가는 여자들이에요! 가슴팍 넓은 남자 보면 그 가슴팍에 팍 안기고 싶은 마음, 우리는 없는 줄 알아요!"

하지만 여자는 그 욕구를 참는다고 말한다. 왜?

"어떻게든 남편하고 자식하고 살아야 하니까! 우리는 절대 현실하고 상상을 혼돈하지 않아요."

말은 안 했지만, 남자의 바람에는 관대하지만 여자의 바람에는 추상같은 사회 분위기도 이유가 될 것이다.

일부일처란 이렇게 서로를 힘들게 하는 제도다. 그래서 그런지 동물들 중에는 일부일처를 유지하는 종이 별로 없다. 심지어 일부일처라고 알려진 동물들도 알게 모르게 바람을 피운다.

새를 예로 들어 보면, DNA 검사 결과 암컷이 품은 알 중 일부가 남편이 아닌, 다른 수컷의 것이었단다. 그중에서도 충격적인 것은 결혼하는 부부에게 선물하곤 하는 원앙새마저 우리가 본받을 만한 표상이 아니라는 사실이다. 원앙새 수컷은 암컷이 새끼를 밸 때까지만 친한 척을 하지, 막상 새끼가 태어나면 육아 같은 것은 팽개친 채

기생충이라고 오해하지 말고 차별하지 말고

냉정하게 다른 암컷을 찾아 나선다고 한다.

세상이 이렇게 험난한데 곧 죽어도 일부일처를 유지하는 종이 있다면, 칭찬받아 마땅하리라. 이 생물체는 바로 '주혈흡충'이라는 기생충이다. 기생충은 비교적 하등한 동물이니 수컷 한 마리가 열 마리, 아니 백 마리의 암컷에게 집적거려도 누가 뭐라고 하지 않을 텐데, 그럼에도 불구하고 일부일처를 지켜 나가는 게 경이롭기 그지 없다. 이들의 일부일처는 거의 종교적이어서, 암수가 짝을 짓고 있는 곳에 젊은 암컷 수십 마리를 풀어놓는다 해도 수컷은 눈도 돌리지 않는 수준이다. 물론 젊은 수컷을 던져 놓으면 유혹에 넘어가는 암컷이 일부 있긴 하지만, 이 정도면 가히 종교적 경지라 할 만하지 않은가?

주혈흡충을 아는 사람들은 입을 모아 말한다. 지구상에서 남녀 간의 금실이 가장 좋은 종은, 단언컨대 주혈흡충이라고.

비록 미물일지라도 좋은 점이 있으면 배워야 한다. 주혈흡충의 성공적인 결혼생활을 연구한 학자들은 그 비결이 수컷의 헌신에 있다고 지적한다.

주혈흡충 수컷은 자신의 몸에 터널을 파서 암컷을 수시로 껴안고 있으며, 암컷을 성숙시키는 데 공헌한다. 즉 두 암수는 항상 같이 다니는데, 수컷은 암컷에게 영양분을 공급하고 이리저리 데리고 다니면서 구경도 시켜 준단다. 암컷이 하는 일이라곤 편하게 앉아서 알을 낳는 일뿐. 이런 남편이 있는데 왜 눈을 다른 곳에 돌리겠는가? 수컷 역시 마누라 하나 건사하는 것만 해도 하루가 빠듯하니, 바람을 피울 여력이 없다.

이제 사람 얘기를 좀 해보자. 우리 남자들, 결혼하기 전에는 아내를 여왕으로 받들겠다고 약속하지만, 실제로 그렇게 하는 남자는 극히 드물다. 아내의 10분의 1 수준에 불과한 남자의 가사노동 시간이 그 증거인데, 심지어 맞벌이 부부의 경우에도 남자들은 집에서 손도 까닥 안 하는 경우가 많단다.

우리 사회가 늘어나는 이혼 때문에, 그리고 결혼을 기피하는 여성들 때문에 골머리를 앓는 지금, 이제부터라도 남성들이 생각을 바꿔 보는 게 어떨까. 집안일은 함께 하는 것이라고, 그래야 성공적인 결혼생활을 할 수 있다고.

주혈흡충 소개서

1~2cm가량의 작은 기생충으로, 두 개의 흡반을 가진 디스토마(di-stoma, 입이 두 개라는 뜻)에 속한다. 특이한 점은 암컷에 대한 수컷의 헌신으로, 수컷은 자신의 몸에 터널을 파서 그 안에 암컷을 품고 있으며, 영양분을 공급하는 등 암컷을 성숙시키는 데 공헌한다. 혈관 속에 살면서(주혈) 알을 낳는다. 중간숙주인 특정 달팽이가 사는 물에 들어가거나 그 물을 마시면 감염되는데, 간경화와 같은 심각한 증상을 일으킨다.

기생충이라고 오해하지 말고 차별하지 말고

양심적인 기생충,
비양심적인 인간충

'키모토아 엑시구아(이하 키모토아)'라는 기생충이 있다. 이름이 어려운 이 기생충은 특이하게도 기생충 전문가보다 일반인들 사이에 더 잘 알려져 있다. 사람에게 감염되지 않고, 행여 감염돼도 별 해가 없으니 전문가의 관심을 끌기 어렵지만, 행태가 워낙 엽기적이라 이 기생충을 존경하는 이가 한둘이 아니며 영화로도 만들어져 화제가 된 바 있다.

키모토아는 원래 곤충으로, 물고기에 기생을 한다. 물고기를 만나면 아가미를 뚫고 들어가며, 물고기의 혀에 가서 피를 빨아 먹고 산다. 물고기에게 혀가 있느냐고? 혀뿐 아니라 맛을 감지하는 미뢰

세포도 있어서 단맛, 신맛, 쓴맛, 짠맛을 다 느낀다. 나 역시 키모토아 때문에 이 사실을 알았으니, 행여 몰랐다고 자책하지는 말자.

키모토아한테 피를 빨린 물고기의 혀는 혈액이 모자라 괴사에 빠지고, 결국 떨어져 나가 버린다. 이 경우 대부분의 생물체는 혀 말고 다른 곳으로 가서 또 피를 먹을 테지만, 키모토아는 그러지 않는다. 없어져 버린 혀를 보면서 키모토아는 머리를 쥐어뜯는다. "내가 무슨 짓을 한 거야?"

키모토아는 남은 생애를 속죄하며 살겠다고 다짐한다. 혀가 없어서 불편할 물고기를 위해 평생 입안의 혀 노릇을 하겠다고 말이다. 실제로 물고기는 음식을 먹을 때 키모토아를 혀처럼 자유롭게 이용하는데, 더 기특한 일은 혀가 없어진 이후부터 키모토아는 혈액 대신 물고기의 점액질을 먹으면서 산다는 것이다.

누구나 실수할 수는 있다. 중요한 것은 그 실수를 만회하기 위해 열심히 노력하느냐 여부인데, 키모토아는 그 점에서 인성이 바르다. 하지만 사람들은 외모만 보고 키모토아를 욕한다.

키모토아는 중남미 부근에만 분포하는데, 그 나라에서는 마트가 소송을 당하는 흔한 원인이 키모토아란다. 물고기를 샀는데 입안에 이상한 벌레가 들어 있으니 놀라는 건 당연하지만, 인간에게 해가 없는 데다 인성까지 바른 이 벌레를 외모만 보고 미워하는 건 슬픈 일이다.

기생충이라고 오해하지 말고 차별하지 말고

	몇 달 전, 한 사업가가 은행에 가서 한화 500만 원을 싱가포르 화로 바꿔 달라고 했다. 환율로 보아 1백 달러짜리 60장을 내줘야 맞지만, 직원은 실수로 1천 달러 지폐 60장을 내준다. 500만 원이 5,000만 원으로 둔갑한 거니 그 남자 입장에선 횡재한 셈. 하지만 세상은 그리 만만하지 않았다. 자신의 실수를 알아차린 직원은 그에게 연락해 돈을 돌려달라고 했다.

	일이 커진 건 여기서부터다. 그냥 돌려주고 말면 될 일을 그 남자는 "돈 봉투에 든 내용물을 보지 못했고, 돈 봉투도 당일 분실했다"며 반환을 거부했다. 은행 측은 돈을 돌려주면 그중 10%를 사례금으로 주겠다고 했지만 남자는 응하지 않았고, 오히려 "어차피 실수한 거니 반씩 부담하자"라는 황당한 제안을 하기도 했다. 결국 은행은 남자를 고발했는데, 경찰은 그 남자의 휴대전화에서 1천 달러짜리 싱가포르화 수십 장을 부채처럼 펼친 사진과 동영상이 삭제된 흔적을 발견했다. 정황상 남자가 은행에서 받은 돈으로 보이지만 그는 "싱가포르 출장 중 지인의 돈을 찍은 것"이라고 우기는 중이다.

	그 남자가 돈에 욕심을 낸 건 이해할 수 있다. 거스름돈을 더 받고 나서 어떻게 할까 눈치를 보던 경험, 다들 한 번씩은 있을 테니까. 그래도 어느 시점부터는 양심의 소리에 따라야 했다. "순간적으로 욕심이 생겼다"고 겸연쩍게 웃으며 돈을 돌려준다면 누가 뭐라고 하겠는가?

그 남자가 횡령한 것으로 추정되는 4,500만 원이 큰돈이긴 하지만, 자기 양심과 바꿀 만큼 큰돈인지는 모르겠다. 키모토아는 자신의 실수를 만회하려고 기꺼이 물고기의 혀가 됐다. 이 정도의 양심조차 없는 사람이 하는 사업이 얼마나 잘될지 의문이다.

키모토아 엑시구아 소개서

어류에 기생하는 등각류로, 어류의 혀와 아가미에 기생한다. 키모토아 엑시구아에게 피를 빨린 물고기의 혀는 괴사에 빠지고 결국 떨어져 나가 버린다. 그때부터 키모토아 엑시구아는 없어진 혀 대신 물고기의 혀 역할을 한다.

　　　　　　　　　　　　　기생충이라고 오해하지 말고 차별하지 말고

잔인한 메르스,
관대한 기생충

2015년 5월부터 몇 달간 우리나라는 메르스라는 덫에 갇혀 있었다. 국내 메르스 사망률은 20.4%로, 믿기 힘들 만큼 높은 수치를 기록했다. 사람들은 외출을 삼갔고, 몸이 아파도 병원에 가지 않았다. 외국 관광객도 발길을 끊었다. 식당, 쇼핑센터, 병원 등 사람을 상대로 장사를 하는 곳은 어디든 어려움을 겪어야 했다. '6월 월세는 반만 내세요'라는 한 건물주의 문자 메시지가 화제가 됐지만, 그런 행운을 누린 자영업자가 과연 얼마나 되겠는가?

하지만 메르스가 나쁜 이유는 이것만은 아니다. 사람은 아플 때 위로를 받으며 힘을 낸다. 나 역시 그랬다. 6년 전 중환자실에 입원

했을 때 멀리서 찾아와 손을 잡아 준 분들이 어찌나 고마운지, '빨리 나가서 이 은혜를 갚아야지'라는 생각을 하며 그 기간을 버텼다. 하지만 메르스가 유행할 당시의 풍속도는 전혀 달랐다. "메르스가 뭐기에 시아버지 병문안도 못 가보네요"라는 안타까운 사연에서 보듯, 지인이 병원에 있어도 사람들은 선뜻 병문안을 가지 못하고 환자들은 혼자서 외롭게 병마와 싸워야 했다.

더 안타까운 사연도 있다. 한 남자가 사망 후 메르스 확진 판정을 받았다. 메르스에 감염된 환자와 같은 병실을 쓴 게 원인이었다. 뒤이어 그 남자를 간병했던 부인도 메르스에 걸려 결국 사망했다. 유가족의 심경은 참담했지만, 고인을 보내는 것조차 불가능했다. 이들의 자녀를 포함한 일가족 모두가 격리 대상자로 분류돼 집에만 있어야 했던 것이다. 유족들을 화나게 한 건 '메르스로 사망한 경우 장례절차 없이 24시간 내 화장해야 한다'는 규정이었다. 한 유가족은 이렇게 말하며 오열했다.

"이렇게 억울하게 죽었는데 어떻게 쓸쓸히 보내요?"

잔인하기 짝이 없었던 메르스를 돌아보니 새삼 기생충의 관대함을 떠올리게 된다. 기생충은 최소한 사람을 죽게 만드는 일은 거의 없으니 말이다. 게다가 가족을 찢어 놓는 일은 더더욱 없다. 다음 사례를 보자.

기생충이라고 오해하지 말고 차별하지 말고

부모와 아들 그리고 삼촌이 동해안으로 여행을 떠났다. 아무래도 바닷가이다 보니 회를 여러 번 먹었는데, 신기한 것은 일곱 살밖에 안 되는 아이가 회를 잘 먹었다는 점이었다. 부모로서는 회가 처음인데도 잘 먹어 주는 아들이 대견했으리라. 하지만 여행에서 돌아온 지 2주가량이 지났을 무렵 화장실에 간 아이가 갑자기 비명을 질렀다.

"엄마! 큰일 났어! 빨리 좀 와봐!"

엄마도 놀란 건 마찬가지였다. 아이의 항문에 국수 같은 게 매달려 있었던 것. 게다가 그게 살아서 움직였으니, 얼마나 무섭겠는가? 엄마는 그 벌레를 잡아당겼지만, 안타깝게도 중간에 뚝 끊어지고 말았다. 아이를 데리고 병원으로 달려갔더니 의사는 약 한 알을 처방해 줬고, 그걸 먹고 난 뒤 30㎝가량의 벌레가 추가로 나왔다.

엄마는 "왜 어린아이한테 이런 일이"라며 탄식했지만, 꼭 그런 것만은 아니었다. 시기가 조금씩 달랐을 뿐, 엄마는 물론이고 아빠도 대변으로 이런 기생충 조각을 배출했으니까. 나중에 삼촌한테서도 기생충이 나왔다는 연락이 왔다. 아이가 그런 것처럼 나머지 가족들도 모두 약 한 알씩을 처방받고 몸 안에 있는 나머지 조각을 빼낼 수 있었다. 앞에서도 몇 번 등장한 이 기생충의 이름은 광절열두조충이었다.

물론 이건 끔찍한 경험이다. 어쩌면 그들은 한동안 회를 먹지 못

할지도 모른다. 그래도 그들은 살아 있고, 앞으로도 건강하게 오래 살 것이다. 시간이 흐르면 이때의 경험은 추억이 될 것이고, 십 년쯤 뒤에는 '그때 그랬었지'라고 웃으며 말할 수 있으리라. 게다가 같은 기생충을 갖고 있었다는 게 그들을 더더욱 뭉치게 만드는 동기가 되지 않았을까?

눈에 보이지 않는 메르스가 한없이 잔인한 것과 달리, 기생충은 징그러워 보이긴 해도 잔인하진 않다. 물론 안 생기는 게 더 좋지만 말이다.

기생충이라고 오해하지 말고 차별하지 말고

기생충도
꿈은 있다

"지난 4일에서 5일, ○○시 ○○동의 한 분식점에서 판매한 김밥을 먹은 160여 명이 구토와 설사 등의 증세를 보여 인근 병원에서 치료를 받았습니다."

김밥, 나도 참 좋아하지만 이런 뉴스를 보고 나면 김밥 먹기가 겁이 난다. 이분들이 겪은 증상을 전문용어로 '식중독'이라고 한다. 식중독은 대체 왜 생기는 것일까? 바로 세균 때문이다. 높은 기온에서는 세균이 자라기 쉽고, 숫자가 늘어난 세균들이 분비하는 독소가 구토와 설사를 일으킨다. 조사 결과 김밥의 재료 중 일부에서 살모넬라라는 균이 검출됐다.

세균에 따라 더 심각한 상황이 올 수도 있다. 2014년 6월, 복통과 고열에 시달리던 남자가 사망했다. 진단명은 비브리오 패혈증으로, 해산물과 어패류를 날로 먹는 과정에서 비브리오균이 들어갔고, 혈액 전체에 퍼짐으로써 여러 기관이 망가져 사망에 이른 것. 이렇게 해마다 20~40명이 비브리오로 죽는다고 한다.

그럼 날것만 조심해서 먹으면 될까? 비브리오는 해산물 이외에도 피부에 있는 상처를 통해 침투할 수 있어서 다음과 같은 경고를 해야 한다. '여름철 해변에 갈 때 피부에 상처가 나지 않도록 주의하며, 상처가 났을 때에는 재빨리 깨끗한 물로 상처 부위를 씻고 소독한다.' 바다에서 놀다 보면 다칠 수도 있는 노릇, 갑자기 바다 가기도 무서워진다.

세균의 악행은 이것만이 아니다. 사람이 병으로 인해 면역이 약해진다거나 약간의 빈틈만 보이면 비집고 들어가려 하고, 항생제에도 금방 내성을 발휘해 쓸 약이 없게 만든다.

세균에게 따지고 싶다. 너희들은 도대체 왜 사람을 죽이느냐고. 그렇게 해서 너희 세균들이 얻는 이익이 뭐냐고.

하지만 그건 불가능하다. 세균들은 아무 생각이 없기 때문이다. 숙주인 사람이 죽어도 그들에게는 아무런 죄책감이 없고, 심지어 후회조차 하지 않는다. 그래서 세균들은 이것저것 따지지 않고 무조건 숫자를 불린다.

기생충이라고 오해하지 말고 차별하지 말고

호시탐탐 사람의 몸에 들어갈 기회를 노리고, 주로 날것을 통해 전파된다는 공통점이 있지만, 기생충은 세균들과 사고 자체가 다르다. 하루하루를 그냥 사는 세균과 달리 기생충에게는 꿈이 있다. 자손을 많이 낳아서 모든 사람의 몸속에 자기 후손들이 들어가도록 하는 것. 그 꿈을 이루기 위해서는 어떻게 해야 할까?

첫째, 숙주가 오래 살아야 한다. 수명이 30년 정도 되는 간디스토마가 천신만고 끝에 사람 몸에 들어왔는데, 숙주가 1년도 못 살고 죽어 버리면 얼마나 속상하겠는가? 일부 예외가 있긴 하지만, 기생충은 되도록 숙주를 죽이지 않는다.

둘째, 숙주에게 자기 존재를 들키지 않아야 한다. 기생충이 있다는 걸 알게 됐다고 해보자. 대부분 구충제를 사러 약국에 달려가지 않겠는가? 구충제가 없던 시절에도 독초를 먹는다거나 석유를 마셔서 기생충을 없애려고 했으니, 기생충으로서는 되도록 숙주에게 증상을 유발하지 말아야 했다. 세균과 달리 기생충이 별다른 증상이 없는 까닭이다. 게다가 기생충은 약에 저항성을 나타내는 경우가 거의 없으니, 사람 입장에서는 다루기 정말 쉬운 생명체가 아니겠는가?

이상에서 보듯 한낱 미물이라 할지라도 꿈의 유무에 따라 행동 양식은 크게 달라진다. 사람 또한 마찬가지다. '적당히 일하다 그만

뒤야지'라는 마음을 가진 사람과 '나는 꼭 가장 높은 자리에 오를 거야'라고 생각하는 사람의 행동이 같을 수는 없다. 그것은 본인은 물론 타인에게도 영향을 미친다. 기생충에게도, 사람에게도 꿈이 필요한 이유다.

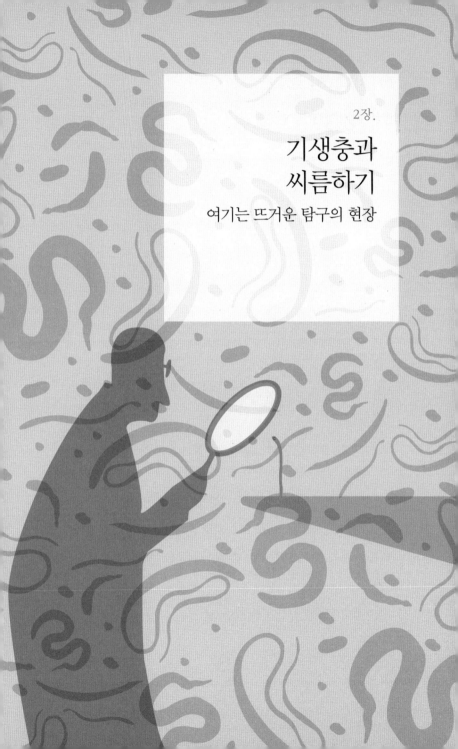

2장.

기생충과
씨름하기

여기는 뜨거운 탐구의 현장

기생충학은
네 생각과는 달라

나를 기생충학에 입문하게 만든 H 교수님은 운동장 벤치에 앉아 이런 말씀을 하셨다.

"기생충학은 네가 생각하는 것과 달리 대변 검사를 하는 곳은 아니야. 그런 일은, 병원의 임상병리과에서 하지. 그 대신 기생충학은 기생충을 이용해서 인류에게 유익한 연구를 하는 곳이야."

그 말이 진짜인가 싶어 교수님이 일하시던 실험실에 놀러 가봤더니, 과연 그랬다. 교수님은 한 기생충의 DNA를 분석하고 계셨으니까.

"기생충학에서 이런 일도 하나요?"

"그럼, 내 말만 믿으라니까. 그리고 기생충학은 하는 사람이 적어서 취직이 잘돼."

교수님이 DNA를 뽑는 광경은 아무리 봐도 날 위해서 급조한 것처럼 보이진 않았고, 그 뒤에 하신 말씀도 솔직히 매력적이었다. 난 대답했다.

"교수님, 저 기생충학 할래요."

의대 출신으로는 3년 만에 후배가 들어온 거라 대규모 환영식이 벌어졌고, 그 뒤부터 난 기생충학 조교로 일하게 됐다. 눈에 안 보이는 L이란 기생충의 핵을 분석하는 '첨단스러운' 일을 하면서 1년여를 보냈다. 하지만 대변을 전혀 안 만지는 것은 아니어서, 임상병리과에서 기생충의 알 같은데 잘 모르겠다 싶으면 우리 과에 문의를 했고, 그 변을 검경(세균 따위를 현미경으로 검사하는 일)하는 건 말단인 내 역할이었다. 물론 그런 일이 그리 흔하진 않아 한 달에 서너 번 정도였으니, 대변을 만지는 게 주 업무가 아니라는 H 교수님의 말씀이 틀린 건 아니었다.

그러다 장모세선충을 만났다. 한번 감염되면 맹렬한 설사를 일으키는데, 필리핀에서 1천 명 가까운 환자가 발생해 백여 명이 사망하면서 세상에 알려졌다. 우리나라에서는 단 한 번도 발견되지 않았지만, 내가 조교가 되고 그리 오래지 않아 두 명의 환자가 이 기생충에 감염된 것이 확인됐다. 그중 한 명은 86킬로였던 체중이 44킬로까지 빠졌으니, 대변에서 알을 발견하지 못했다면 위험한 상황이 올 뻔했다. 물 같은 설사를 일으켜 사람을 죽게 만드는 기생충, 장모세선충의 소식은 오래지 않아 병원에 퍼졌다. 일반외과에 근무하던 전공의 한 명은 마침 물처럼 설사를 하는 환자를 담당하고 있었는데, 그는 장모세선충 소식을 듣자마자 무릎을 탁 쳤다.

"그래, 이 환자는 장모세선충에 걸린 거야!"

그는 환자의 변을 2리터짜리 박스에 담아서 내게 가져왔다. 이 것을 원심분리한 뒤 가라앉은 곳에서 장모세선충의 알을 찾았지만, 기생충의 알처럼 보이는 것은 나오지 않았다. 그렇게 보고를 했지만 전공의 선생은 막무가내였다.

"내가 보기엔 말이야, 장모세선충이 틀림없어. 앞으로 이 사람이 보는 변을 전부 받아서 너한테 보내 줄게. 검사를 좀 부탁해."

그가 이렇게 말할 수 있었던 건 내 축구부 선배였기 때문이었다. 그로부터 난 L이라는 기생충의 핵을 분석하는 일을 그만뒀고, 하루 의 대부분을 2리터 용기에 들어 있는 변을 분석하는 데 바쳤다. 작은 용기들에 나누어 담은 뒤 원심분리하고, 밑에 가라앉은 침전물을 현 미경으로 검경한 것. 하지만 내가 변을 처리하는 속도는 환자가 2리 터짜리 변을 만드는 속도에 비해 한참 뒤졌고, 비교적 넓었던 실험 실은 문제의 종이박스로 채워졌다.

그러기를 열흘, 출장에서 돌아온 H 교수님은 종이박스 더미를

기생충이라고 오해하지 말고 차별하지 말고

보더니 깜짝 놀랐고, 자초지종을 들은 뒤 이렇게 말씀하셨다.

"뭐하고 있어! 다 갖다 버리지 않고! 그만큼 찾아서 없으면 아닌 거야!"

사십 개는 족히 돼 보이는 종이박스를 변기에 쏟아 부으면서 이렇게 중얼거렸다.

"대변은 안 만진다면서요. 나중에 취직 잘되는 건 맞죠?"

장모세선충 소개서

길이 5㎜도 채 되지 않는 작고 가느다란 기생충이지만, 심하면 사망에 이를 정도로 심각한 설사를 유발한다. 대부분의 기생충은 섭취한 알 개수 이상 늘어나지 못하지만 장모세선충은 사람 안에서 낳은 알이 그대로 부화해 성충이 되기 때문에 치료하지 않으면 마릿수가 늘어나 증상이 심해진다. 민물고기를 날로 먹어서 걸리는 것으로 추정되나 정확한 원인은 아직 밝혀지지 않았다.

기생충 학자의
원죄

언젠가 비싼 옷을 입고 학교에 갔다. 아무도 관심을 안 주기에 지인에게 "이거 ○○ 제품인데, 어때?"라고 했더니 그가 놀라면서 말한다. "아니 이게 메이커라고? 전혀 그렇게 안 보이는데?"

새삼스러운 건 아니다. 어릴 적부터 늘 겪어 오던 일이었으니까. 없어 보이는 외모가 이 사태의 원인이지만 '서민'이라는 이름도 한몫한 것 같다. '서민'을 사전에서 찾아보면 '아무 벼슬이나 신분적 특권을 갖지 못한 일반 사람' 또는 '경제적으로 중류 이하의 넉넉지 못한 생활을 하는 사람' 이렇게 돼 있는데, 이 설명을 듣다 보면 내가 없어 보이는 게 당연해 보인다.

이게 다가 아니다. 비교적 있는 집에서 자랐음에도 취향이 싸구려인 것도 상당 부분 이름에서 비롯됐다는 게 내 주장이다. 싼 음식을 좋아하는 것도 그렇고, 집은 물론이고 차에 대한 욕심마저 없어서 10년 된 중고 경차를 구입해서 몇 년간 즐겁게 타고 다니기도 했다. 지금 타는 차는 아내가 결혼 전부터 몰던 16년 된 차로, 심지어 스틱이다. 아내가 차를 바꿔야 하지 않느냐고 하면 나는 손사래를 친다. "차 좋은데 뭘?" 주위 사람들이 외제차를 타는 걸 봐도 부러운 생각이 들지 않는다. 우리 2남 2녀 중 나만 이러는 걸로 보아 이게 이름의 영향이 아니면 무엇이겠는가?

이처럼 이름을 따라간 비슷한 예는 또 있다. 어떤 사람이 막 태어난 개의 이름을 '나라'라고 지었더니 나중에 그 개가 문화재를 지키는 개로 뽑혔다. 권투 선수 박종팔은 오벨메히아스와의 세계타이틀 방어전에서 8회 KO로 패함으로써 타이틀을 빼앗겼고 그 직후 은퇴했다. 그의 이름이 '8회로 종친다'는 뜻이었음을 감안하면 이름의 저주는 단순히 무시할 일만은 아니란 생각이 든다.

요즘 기생충학과가 매우 어렵다. 감염 여부 확인을 위해 대변 검사를 한 탓에 '기생충=대변'의 등식이 성립해 버렸고, 정부의 지속적 노력으로 기생충이 멸종하다시피 했으니 일반인의 관심이 크게 떨어져 버렸다. 기생충을 연구하고 싶은 사람이 없어지자 위기에 빠진 기생충학과는 이름을 바꿔서 낡은 이미지를 탈피하고자 노력 중이다. '환경의생물학과'로 바꾼 곳도 있고 '감염생물학과', '의동물학과' 등도 기존 기생충학과가 변신한 결과물이다.

하지만 그렇다고 해서 학생들이 이름만 바뀐 그 과가 기생충학과라는 걸 모르는 바는 아니다. 당연하겠지만 의대를 마친 뒤 기생충학을 선택하는 학생은 단 한 명도 없다. 나이 오십인 내가 기생충학회 모임 때마다 맨 끝자리에 앉아 주문을 받는 슬픈 현실은 대체 어디서 비롯됐을까?

위에서 이야기한 대로 기생충 자체의 한계도 기생충학과가 몰락한 원인이지만 기생충이라는 이름이 몰락을 부추겼다. 기생충은 그 정의상 다른 동물에 빌붙어서 음식물을 얻어먹고 사는 생물체다. '얻어먹는다'는 것부터가 일단 떳떳하지 못한 느낌을 주는 데다 외모까지 칙칙하니 기생충이 욕의 대명사로 쓰일 수밖에 없었다.

하지만 실상은 다르다. 얻어먹긴 하지만 기껏해야 하루 밥풀 한 톨 정도로 소식하는 생물체고 사람을 죽이는 일도 웬만해선 없다. 또한 인간의 몸에 살면서 알레르기를 비롯한 각종 면역 질환을 막아 주고 있었다는 사실도 밝혀졌다(그것도 무려 20년 전에!). 이런 생물체한테 기생충이란 이름을 붙인 게 애당초 잘못이었다. 학생들에게 기생충의 실상을 가르쳐 주고 어떤 이름이 적당할까 물었더니 다음과 같은 대답이 돌아왔다.

기생충이라고 오해하지 말고 차별하지 말고

"음, 기생충은 인간과 더불어 공생하는 생물체니까 '동반생물'이 어떨까요?"

처음부터 그랬다면 사람들이 기생충에 대해 그렇게까지 거부감을 가졌을까? 기생충 학자들은 학생들보다 생각이 짧았다.

내시경이냐
구충제냐

4년 전, 기생충에 관한 책을 낼 때 표지에 쓸 사진을 구하느라 애를 먹었다. 원래 내가 선호하는 기생충은 편충이었다. '채찍벌레'라는 뜻의 편충鞭蟲은 '기생충학자가 뽑은 가장 아름다운 기생충' 부문에서 1, 2위를 다툴 정도로 미모가 뛰어난데, 약간 두툼한 몸통에서 뻗어 나온 가느다란 채찍 부분이 편충의 하이라이트다. 문제는 이 채찍이 제대로 보존되는 경우가 없다는 점이다.

대변으로 기생충을 배출하던 시절에는 변에서 기생충을 골라낸 뒤 좀 씻으면 원 모습 그대로의 기생충을 구할 수 있었다. 하지만 요즘에는 대부분의 기생충이 우연히 시행한 대장내시경을 통해 발견

기생충이라고 오해하지 말고 차별하지 말고

된다. 내시경을 하다가 기생충이 있으면 끄집어내는데, 이 과정에서 기생충이 필연적으로 훼손되기 마련이다. 특히 편충은 채찍 모양의 머리를 장에다 묻고 기생하는지라 채찍 부분의 손상이 잦다. 내게 있는 편충 샘플 대부분이 채찍 부분이 떨어져 볼품없게 된 것들이었다. 이런 것들을 사진으로 찍어 책 표지에 실을 수는 없었다.

그런데 놀라운 일이 생겼다. 표지를 결정하기 열흘 전쯤 환자한테서 편충이 무더기로 나왔다. 무려 31마리였는데, 요즘 그렇게 많은 편충을 보는 건 쉬운 일이 아니었다. 그분은 탈북자였는데, 과거 우리나라가 그랬던 것처럼 북한에도 기생충이 많으리라 추측되니 그 숫자가 나온 것도 이해할 법했다. 소화기내과 선생으로부터 편충을 받아서 보니 역시나 대부분의 편충에서 채찍이 훼손돼 있었다. 그런데 그중 한 마리가 기적적으로 온전한 모양을 보존하고 있었기에, 그 기생충을 사진으로 찍어서 표지에 썼다.

내시경으로 기생충을 빼내는 게 좋은 방법이 아닌 이유는 기생충을 망가뜨려서만은 아니다. 한두 마리면 모를까, 30마리가 넘는 편충을 일일이 내시경으로 빼내려면 시간이 많이 걸리니, 환자는 더 오래 마취 상태로 있어야 한다. 게다가 편충이 깊숙이 숨는다든지 하면 의사 눈에 띄지 않을 수도 있다.

심지어 이런 일도 있었다. 길이가 5m에 달하는 광절열두조충(이

하 광절이)은 가냘픈 머리 부분을 장에 단단히 박은 채 기생하는데, 내시경으로 잡아당겨 빼내는 과정에서 머리 부분이 끊어져 버렸다. 그래서 어떻게 됐을까? 석 달 후 남은 머리에서 다시 5m짜리 광절이가 만들어졌다!

그러니 무리하게 내시경으로 꺼낼 게 아니라, 기생충이 있다는 걸 환자에게 얘기하고 편충일 때는 일반 구충제를 사 먹게 하고, 광절이일 때는 디스토마 약을 위한 의사 처방을 해주면 된다. 어차피 기생충은 약이 아주 잘 들으며, 약에 대한 내성 같은 것은 꿈도 꾸지 못하는 순한 애들이니, 하루가 채 지나지 않아 안에 있던 기생충들이 몽땅 죽은 채 대변으로 나올 것이다.

하지만 내시경을 하는 의사들의 마음은 조금 다른 듯하다. 첫째, 의사들은 기생충을 보면 참지를 못한다. 그 자리에서 당장 뽑아내지 않으면 안 된다는 강렬한 충동을 느낀다는 얘기다. 둘째, 환자에게 기생충이 있으니 약국에 가서 약을 사 먹으라고 하는 것보다는 직접 뽑은 기생충을 들어 보이며 "환자분 몸 안에 이런 게 있었습니다!"라고 말하는 게 좀 더 멋져 보인다. 환자 입장에서도 의사가 자신을 위해 뭔가를 해준 것 같지 않겠는가? 비효율적임에도 불구하고 의사들이 내시경으로 기생충을 꺼내는 건 바로 이 때문이리라.

그럼 나는 내시경으로 기생충을 꺼내는 것에 반대하는가? 그건 아니다. 의사가 기생충을 뽑아내면 기생충은 좀 망가질지언정 그래도 나한테 전달이 되고 학생들 실습 시간에 그 기생충을 보여 줄 수 있지만, 환자에게 구충제를 처방해 버리면 기생충이 환자의 대변으로 나와 수세식 변소의 힘에 의해 하수처리장으로 가버릴 테니까. 그래서 난 늘 내시경실에서 연락이 올 날을 기다린다. 보다 나은 학생 실습을 위해서.

편충 소개서

'채찍벌레'라는 뜻의 편충鞭蟲은 '기생충학자가 뽑은 가장 아름다운 기생충' 1, 2위를 다툴 정도로 미모가 뛰어나다. 약간 두툼한 몸통에서 뻗어 나온 가느다란 채찍 부분이 편충의 외형적 특징으로, 채찍 모양의 머리를 장에 묻고 기생한다. 길이는 대략 3~5cm 정도로 작은 편이고, 주요 기생 부위는 맹장이나 큰창자이지만 이렇다 할 증상을 일으키지 않고 조용히 숨어 사는 온순한 기생충이다.

기생충 이름은
어떻게 지을까?

포털사이트에 내 이름을 치면 나 말고도 대략 세 분의 서민이 더 나온다. 넥슨이라는 게임 회사의 전 대표, 충남대 법대 교수, 영화배우. 과거 두꺼운 전화번호부가 있을 때, 심심해서 내 이름을 찾아봤더니 다 합쳐서 열 명도 안 됐던 듯하다. 그러니까 내 이름은 그리 흔한 것은 아니다. 게다가 '서민'이 '경제적으로 중류 이하의 넉넉지 못한 생활을 하는 사람'이란 뜻도 있는지라 내 이름을 대면 그게 본명인지 모르는 사람도 꽤 있었다. 어떤 이는 내가 쓴 글에다 "서민을 참칭僭稱하지 말라!"는 댓글을 남긴 적도 있다.

그런데 어머니 말씀에 따르면 내 이름은 종로에서 활동하던 유명한 작명가가 지으셨단다. 그때는 할아버지나 아버지가 이름을 짓는 게 다반사였으니, 부모님이 내게 나름 정성을 쏟으셨던 것 같다. 그래서일까. 그 작명가는 내 이름을 짓고 난 뒤 바로 돌아가셨다고 한다. 마지막 힘을 다 쏟으신 모양이다. 도대체 왜 내게 '못사는 사람'이란 이름을 지으신 걸까? 무슨 깊은 뜻이 있었는지는 모르겠지만, 지금은 이름 좋다는 말을 많이 듣고 있으니 돌아가신 그분께 감사할 일이다.

기생충의 이름은 어떻게 지을까? 맨 처음 발견하는 사람이 그 기생충의 이름을 지을 우선권을 갖는데, 그러다 보니 확실한 기준이 없고 그때그때 편의에 따라 이름이 지어졌다. 가장 무난한 건 형태에 따라 짓는 것. 편충은 딱 보니까 채찍처럼 생겨서 편충鞭蟲이 됐다. 서울주걱흡충은 서울에서 제일 먼저 발견됐고, 형태가 딱 밥주걱 같아서 그렇게 정해졌다. 갈고리촌충은 머리 부분에 30개가량의 갈고리가 있다는 게 참작됐다.

사람 몸에 들어온 뒤 어디 사느냐에 따라 이름이 정해지기도 한다. 동양안충은 눈에 사는지라 '안眼'충이 됐다. 간디스토마는 간, 정확히는 간담도에 산다. 폐디스토마는 폐에 산다. 암수의 금실이 좋은 주혈흡충은 혈관에 산다고 해서 그런 이름이 붙었다. 이렇게 사는 장소에 따라 이름을 정해 놓으면 배우는 학생들이 편하다.

때로는 발견된 지역이 작명의 계기가 되기도 한다. 말레이사상 충은 발견된 곳이 말레이시아였고, 아시아조충은 돼지 간을 날로 먹는 아시아 지역에서 주로 발견된다. 캘리포니아안충도 해당 지역에서 유행했던 게 작명의 이유였다.

발견한 학자가 자신의 이름을 따서 정할 때도 있다. '부케레리아 반크롭티'라는 기생충을 보자. '부케러'라는 학자가 세계 최초로 유충을 발견해 자기 이름을 붙이려 했는데, 그로부터 얼마 뒤 '반크롭트'라는 학자가 그 기생충의 성충을 발견해 버렸다. 둘이 싸우다가 결국 타협한 게 저런 이름인데, 후대에 공부하는 학생들만 피곤해졌다. 요코가와흡충도 마찬가지. 일본에서 기생충을 전공한 학자가 자기 이름을 붙였다.

최악의 경우는 잘못된 지식으로 붙인 이름으로, 이럴 때 학생들은 헷갈릴 수밖에 없다. 십이지장충은 환자의 십이지장에서 처음 발견돼 그런 이름이 붙었지만, 나중에 보니까 십이지장에는 피난 온 것이고, 주요 기생 부위는 훨씬 아래쪽이었다. 말라리아는 이탈리아어로 '나쁘다'는 뜻의 'mal'과 '공기'라는 뜻의 'aria'가 합쳐져 만들어졌는데, 그 당시엔 말라리아가 모기가 아닌, 나쁜 공기 때문에 발생한다고 믿었던 탓이다.

언젠가 새로운 기생충을 발견했을 때, 그곳이 화성 옆에 있는 제부도라는 곳이어서 '제부도마리트레마'라는 이름을 붙였다. 내 딴에는 제부도를 알린다는 목적에서 그렇게 지었건만, 제부도 사람들이 그 사실을 알았다면 항의를 했을 것 같다. 한낱 기생충에 지역 이름을 붙인다니 뭐가 좋겠는가? 그럼에도 불구하고 학자들은 기생충을 발견하면 자기 이름을 붙이려고 한다. 학자의 욕망과 일반인의 욕망은 좀 다른 모양이다.

그런 전문가는
없다

〈세바퀴〉라는 MBC 예능 프로그램에 나간 적이 있다. 원래는 연예인이 출연해 자신의 이야기를 하는 프로였지만, 형식을 전면 개편해 박사팀과 아이돌팀이 퀴즈 대결을 펼치는 방식으로 바꾼 덕이었다.

박사와 아이돌이 퀴즈를 푼다면 과연 상대가 되겠느냐 싶지만 세상의 이치가 꼭 그런 것만은 아니었다. 레오나르도 다 빈치 같은 천재야 모든 분야에 해박하지만 현대의 박사는 자기 분야를 벗어나면 아는 게 그리 많지 않다. 내 주변의 박사들과 이야기를 나누다 보면 무슨 초등학생끼리 얘기하는 것 같다는 느낌을 받을 때가 한두 번이 아니다.

　　　　　　　　기생충이라고 오해하지 말고 차별하지 말고

반면 아이돌은 나이에 비해 아는 게 많다. 눈물 젖은 빵을 먹는 연습생 시절을 거치면서 세상을 배우고 스타가 된 뒤에는 온갖 방송 프로그램에 나가면서, 또 팬들과 만나면서 수많은 경험을 하니까. "퀴즈 대결을 하면 상대가 되겠습니까?"라고 자신만만했던 박사팀은 결국 자기 분야를 벗어난 문제에 당황한 채 아이돌에게 완패를 당하고 만다.

그날 나온 아이돌 그룹은 모두 세 팀이었다. 걸 그룹인 '카라'와 '씨스타', 잘생긴 소년들로 이루어진 'B1A4'였는데 말로만 듣던 걸 그룹을 보니 이게 꿈인가 생시인가 헷갈릴 지경이었다. 출연자들에게는 각 그룹에 대해 질문을 하나씩 하라는 미션이 주어졌다. 내가 남자다 보니 걸 그룹에게는 묻고 싶은 게 굉장히 많았지만 남자 그룹은 이름도 처음 들어보고, 막상 만나고 난 뒤에도 별로 궁금한 게 없었다.

딱 하나 궁금한 게 있었는데 B1A4라는 이름이 어떻게 만들어졌을까 하는 점이었다. 일견 생각하기로는 B형 혈액형이 한 명이고 A형이 네 명이 아닐까 싶었지만 설마 그렇게 그룹 이름을 지었을 것 같지는 않았다. 그런데 녹화 시작 전에 누군가가 이런 말을 했다. "저 그룹, 혈액형 가지고 저렇게 이름을 지은 거야." 그 그룹에 대한 궁금증은 아예 사라졌다.

녹화가 시작됐다. 다른 그룹에 대해서는 평소 궁금하던 것 중 하나를 물었지만 B1A4에 대해서는 뭘 물어야 할지를 정하지 못한 상태였다. 그러다 내 차례가 왔고 할 수 없이 그 멤버 중 하나인 산들 씨한테 이런 말을 했다.

"산들 씨는 얼굴을 보니까 기생충이 많게 생겼어요."

어찌 됐건 〈세바퀴〉는 예능 프로였고 그 정도의 농담은 괜찮다고 생각했으니까. 그런데 산들 씨는 내 말에 놀란 표정을 지으면서 두 달쯤 전에 개회충이라는 기생충에 걸려서 굉장히 고생을 했다는 게 아닌가. 개회충은 개의 회충으로 사람회충과 달리 눈이나 폐, 간 등에 병을 일으킨다. 소의 생간을 먹어서 감염되는데 산들 씨가 하필 생간을 좋아한 모양이다.

"그것 때문에 약도 많이 먹었고 지금은 다 회복돼서 괜찮아요."

의외의 반응에 놀란 것은 나였다. 순전히 웃자고 한 말인데 그게 맞다니! 요즘 시대에 기생충에 걸려 본 사람을 찾는 것도 어려운 일인데, 눈앞의 아이돌 멤버가 얼마 전에 기생충에 걸렸다는 것은 로또 당첨에 버금갈 만큼 만나기 어려운 일이었다.

그다음 날 인터넷 기사를 찾아보니 한 매체에서 그 얘기를 다뤘다. '서민 교수, 산들 얼굴만 보고도 기생충 있다고 판단'이란 제목의 기사에는 '서민은 산들의 얼굴을 본 후 기생충이 있는 거 같다고 말했다. 이에 산들은 깜짝 놀라며 사실 폐에 기생충이 있다는 진단을 받았다고 털어놨다'고 쓰여 있었다. 기사만 보면 나는 사람 얼굴만

기생충이라고 오해하지 말고 차별하지 말고

봐도 기생충에 감염됐는지 여부를 알아내는 수퍼 전문가다.

　내가 그런 식으로 묘사된 게 기분이 좋았지만 그건 어디까지나 사실이 아니다. 세상에 그런 전문가는 없다. 게다가 대부분의 기생충은 자신의 존재를 외부로 드러내려 하지 않는다. 혹시 그 기사를 보고 내게 자신의 사진을 보내면서 기생충 여부를 확인해 달라는 분이 계시지 않기를 바란다. 기생충 진단은 대변 검사나 혈액 검사를 통해서만 가능하니까.

기생충과
노벨상

2015년 노벨의학상은 일본의 오무라 사토시, 아일랜드계 미국인인 윌리엄 캠벨, 중국의 투유유 이렇게 세 명에게 돌아갔다. 이 사실이 특별한 관심을 모았던 것은 이들이 기생충에 대한 약제를 개발한 분들이기 때문이다.

먼저 투유유는 인류의 적이라 할 말라리아의 치료제를 개발했다. 말라리아 약으로 1940년대에 개발한 약이 계속 쓰이고 있었는데, 그 약에 대해 말라리아가 내성을 갖게 돼 쓸 만한 약이 없는 실정이었다. 해마다 300만 명 이상이 목숨을 잃었고, 그 대부분이 아프리카의 어린이들이었다. 하지만 투유유가 만든 신약 덕분에 지금

기생충이라고 오해하지 말고 차별하지 말고

은 말라리아 사망자가 60만 명 수준으로 떨어졌다. 물론 이것도 많은 수이긴 하지만, 그 신약이 아니었다면 사망자는 훨씬 더 늘어났을지도 모른다.

투유유는 왜 말라리아 약을 만들었을까? 1960년대만 해도 중국에서는 말라리아가 유행했다. 당시 중국 주석이던 마오쩌둥은 과학자들을 가둬 놓고 "말라리아 약을 개발하라!"고 명령했다. 과학자들은 여러 식물들의 가능성을 테스트해 보는 동시에 옛날 문헌을 뒤졌는데, 그 과정에서 개똥쑥이 말라리아 치료에 쓰였다는 기록을 찾았다. 그래서 나온 약이 아르테미시닌, 이 약 덕분에 중국은 말라리아를 거의 박멸하다시피 했고, 이 약이 세계적으로 쓰이기 시작한 이후에는 말라리아 사망자가 급격히 줄어들고 있다.

투유유는 자국의 기생충을 박멸하는 것이 목적이었지만, 오무라와 캠벨은 좀 달랐다. 이들은 회선사상충에 잘 듣는 치료제를 개발한 공로로 노벨상을 탔는데, 앞 장에서도 설명했듯이 회선사상충은 사하라 남부 아프리카에서 유행하는 기생충이다. 이 기생충은 사람의 눈을 실명시키는 무서운 녀석으로, 강가에 사는 먹파리에 물려 감염되므로 '강가의 실명'이란 이름으로 불리고 있다.

오무라 이전에도 이에 대한 약이 없었던 건 아니지만, 부작용이 심한 데다 효과도 별로여서 잘 쓰이지 않고 있었다. 하지만 오무라와 캠벨이 '아이버멕틴'이란 약을 만든 덕분에 회선사상충으로 인해 실명하는 환자가 급속히 줄어들었다.

오무라가 태어난 일본과 캠벨이 태어난 아일랜드엔 이 기생충이 없다. 하지만 이들은 다른 나라에서 유행하는 기생충을 치료하는 약을 만들었고, 덕분에 수많은 사람의 생명을 구했다. 노벨위원회에서 이들을 노벨의학상 수상자로 결정한 이유는 '인류애'가 아니었을까? 조금 억지를 부린다면 투유유가 만든 약도 중국뿐 아니라 아프리카 어린이들을 수도 없이 구했으니, 그녀 역시 인류애의 범주에 포함시킬 수 있겠다.

과학자가 아니라도 얼마든지 인류애를 발휘할 수 있다. 미국 프로농구 선수인 스테판 커리는 3점 슛 한 개를 넣을 때마다 모기장 3개씩을 아프리카로 보낸다. 아무리 약이 있다 해도 말라리아는 예방이 더 중요한데, 백신이 없는 상태에서 가장 좋은 예방법은 모기에 물리지 않는 것이기 때문이다. 커리는 모기장 보내기 운동을 시작하고 난 뒤 점점 성적이 좋아져 3점 슛 신기록을 경신했고, 팀을 우승으로 이끌며 최우수선수상을 타기도 했다. 그가 쏜 3점 슛은 팬들에게 기쁨을 선사했을 뿐 아니라 아프리카에 사는 이들에겐 생명의 동아줄이 되어 주었다. 스타플레이어의 선행에 고무된 일반인들도 모기장 보내기 운동에 동참하고 있다.

그런가 하면 마이크로소프트 회장인 빌 게이츠는 사재를 털어 연구비로 내놓았다. 말라리아 백신을 만들라는 취지로 매년 내놓는

기생충이라고 오해하지 말고 차별하지 말고

연구비 액수는 1조 원에 달한다. 세상을 살 만한 곳으로 만드는 건 이런 인류애가 아닐까?

1992년 우리나라 기생충 감염률은 3.8%로 떨어졌다. 이후 기생충학자들은 "기생충도 없는데 뭘 연구하냐?"는 비아냥거림에 시달리고 있다. 하지만 이건 기억하자. 자기 나라에 없는 기생충이라도 열심히 연구하는 곳이 바로 선진국이며, 이런 인류애가 있어야 노벨 과학상도 탈 수 있다는 것을.

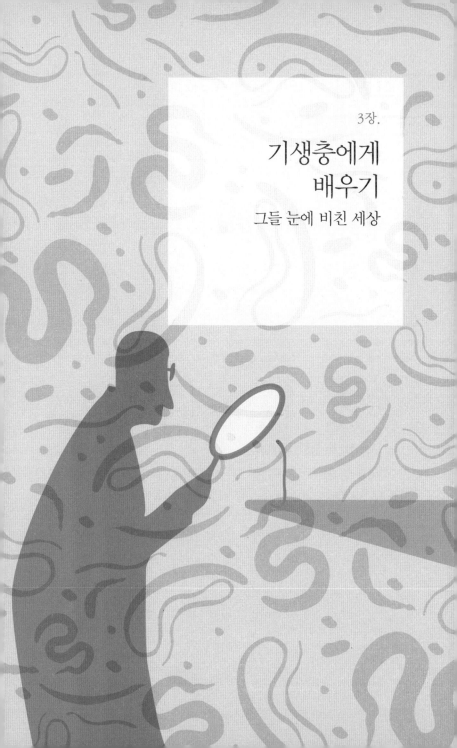

3장.

기생충에게
배우기

그들 눈에 비친 세상

그러다
기생충 될라

하루하루 먹고사는 게 너무 힘든 조그만 동물이 있었다. 어느 날 그 동물은 인간들이 모여 사냥한 영양을 먹는 광경을 봤다. 그 동물은 자기 동료들을 불러 모았다.

"얘들아, 너희 지금 배고프지? 내가 평생 먹을 것을 걱정하지 않고 사는 방법을 알게 됐거든."

난리가 났다. 하루 대부분을 먹을 것을 찾아 헤매는 데 보내던 그 동물들로서는 그런 삶에서 벗어날 수 있다는 말이 너무나 솔깃하게 들렸다. "그게 뭔데? 너 장난이면 가만 안 둬!" 동료들의 성화에 그 동물은 여전히 영양을 물어뜯고 있는 인간을 가리켰다.

기생충이라고 오해하지 말고 차별하지 말고

"저 안에 들어가서 사는 거야. 인간이 먹을 것을 구하면 우리는 그걸 받아먹으면 되니 얼마나 좋아?"

다시 한 번 난리가 났다. "그게 말이 되느냐"는 주장과 "탁월한 아이디어"라는 주장이 맞섰다. 대부분은 자기 자리로 돌아갔지만, 그 동물의 말에 일리가 있다고 생각한 동료들은 영양 고기에 숨어서 인간의 배 속으로 들어갔다. 그리고 그들은, 기생충이 됐다.

몇 만 년의 시간이 흘렀다. 사람 몸 안에서 사는 동안 기생충들에게 많은 변화가 일어났다.

첫째, 눈을 잃어버렸다. 깜깜한 몸 안에 있으니 시력이 점점 퇴화됐고, 결국 눈 자체가 없어져 버린 것. 대신 냄새와 촉각으로 먹을 것을 분간할 수 있었기에 별 불편은 없었다. 둘째, 다리를 잃어버렸다. 어차피 한곳에 앉아서 먹을 것만 기다리는 게 그들의 삶이었으니, 이동 기관인 다리가 쓸모없는 건 당연한 일이었다. 셋째, 뇌가 없어졌다. 뭘 먹을지 생각할 일이 없다 보니 머리 쓸 일도 없어진 것. 넷째, 몸 전체가 생식기로 바뀌었다. 먹을 것이 해결되자 자손을 많이 낳는 것 말고는 달리 할 일이 없었다. 회충 한 마리가 하루 20만 개의 알을 낳고, 편충도 1만 개까지 알을 낳게 됐다.

하지만 이 모든 게 다 허사가 됐다. 1970년대, 인간은 알벤다졸이라는 구충제를 개발했다. 알벤다졸의 위력은 실로 엄청나, 한 알만 먹어도 그 안에 있던 기생충은 다 박멸됐다. 뇌를 잃어버린 기생충들은 이렇다 할 저항도 하지 못한 채 쓸쓸히 죽어 갔다. 한 기생충이 죽으면서 이렇게 말했다.

"그 옛날 인간의 몸에 들어가지 말 것을."

다시 몇 십 년의 시간이 흘렀다. 그사이 스티브 잡스는 스마트폰을 개발했고, 남녀노소 할 것 없이 다 스마트폰만 보면서 하루를 보냈다. 그러는 동안 인간에게 많은 변화가 일어났다.

첫째, 지독한 근시가 됐다. 늘 좁은 화면만 들여다보고 있다 보니 시력이 점점 퇴화했고, 결국 15㎝ 바깥의 물체는 식별하지 못하게 됐다. 둘째, 걷는 능력을 잃어버렸다. 운동 같은 걸 하는 대신 앉아서 스마트폰만 하다 보니 근육이 모두 사라져 버린 것. 셋째, 뇌가 작아졌다. 자기 집 전화번호를 비롯해서 모든 것이 스마트폰에 저장돼 있다 보니 머리를 쓸 필요가 전혀 없었다. 넷째, 인간의 개체 수가 줄어들었다. 스마트폰이 주는 즐거움에 빠지다 보니 남녀가 만나도 서로의 스마트폰만 들여다보다 집에 가곤 했다. 결혼을 한 부부도 집에서 대화를 하는 대신 스마트폰만 열심히 봤다. 새로 태어나는 아이의 숫자가 매년 줄어든 것은 당연한 일이었다.

스마트폰 탄생 100주년이 되기 직전, 인간보다 지능이 떨어졌던 침팬지들이 인간을 공격했고, 지구의 새로운 지배자가 됐다. 침팬지들은 인간을 노예로 부려 먹었다. 한 인간이 하늘을 보며 탄식했다.

기생충이라고 오해하지 말고 차별하지 말고

"스티브 잡스가 스마트폰만 만들지 않았다면!"

순간 그 인간의 어깨에 침팬지가 휘두른 채찍이 내리꽂혔다. 인간이 뒤로 돌자, 침팬지의 성난 얼굴이 보였다.

"농땡이 부리지 말고 어서 일해!"

기생충의
글로벌 마인드

"기생충에겐 국경이 없다."

　매우 철학적으로 보이는 이 말을 한 사람은 부끄럽게도 나다. 저 말을 한 이유는 기생충의 '글로벌 마인드global mind' 때문이다. 기생충은 사람처럼 지역을 가지고 서로를 차별하지 않으며, 심지어 국적이 달라도 그건 마찬가지다.

　어떤 사람이 우리나라에서 회충 알이 든 상추쌈을 먹다가 회충에 걸렸다고 해보자. 그로부터 두 달쯤 뒤, 그분의 배 속에서는 다 자란 회충 다섯 마리가 기생하고 있을 것이다. 그런데 그 사람이 일본으로 출장을 갔다. 그가 일본에서 먹은 유기농 야채에 하필이면 또

회충 알이 들어 있었고, 그로부터 두 달 후 일본 출신의 회충 세 마리가 기생하게 됐다. 넓다면 넓지만 좁다면 좁은 곳이 인간의 몸속, 회충 여덟 마리는 결국 작은창자에서 만났다.

"어이, 일본 회충. 우리 먹을 것도 없는데, 좋은 말로 할 때 제 발로 나가지 그래?"

한국 회충의 말에 일본 회충이 응수한다.

"네가 가라, 하와이. 그리고 우린 원래 발이 없다 아이가."

한국 회충은 분기탱천한다.

"말로 해선 안 되겠다. 얘들아, 가자!"

이런 식으로 패싸움이 난다는 게 사람들의 시나리오겠지만 회충은 그 기대를 저버린다. 일본 회충이건 한국 회충이건 다 같은 회충이며, 회충끼리는 물론이고 기생충끼리도 절대 싸우지 않는다는 것이 그들의 철칙이니까. 수많은 기생충을 봤지만 아직까지 몸에 상처가 있는 기생충을 보지 못한 게 그 이유다.

아마도 그들은 성별, 지역, 학력은 물론이고 국경까지 초월한 글로벌 마인드로 무장했으리라. 우리가 보기엔 사람 몸속이 좁아 보이지만, 기생충들은 새 기생충이 들어오면 이렇게 말할 것 같다.

"여기 잘 왔네. 앞으로 잘 지내 보자고. 기생충에 국적이 어디 있겠어?"

리디아 고라는 골프 선수가 있다. 한국 이름이 고보경이었던 그녀는 여섯 살 때 부모님이 뉴질랜드로 이민을 가는 바람에 할 수 없이 그 나라 사람이 된다. 11세부터 뉴질랜드 골프대회를 석권했던 골프 천재 리디아 고는 만 15세 때인 2012년, 전 세계에서 내로라하는 골프 강자들이 모인 미국여자프로골프 대회에서 우승함으로써 최연소 우승 기록을 세운다. 그녀의 우승 행진은 그 후로도 계속됐고, 결국 세계 1위 자리에 오르게 된다. 비록 국적은 다르지만 대한민국 출신의 어린 선수가 맹활약하는 게 기특할 법도 한데, 사람들의 반응은 의외다.

"아니 외국인이 우승한 게 왜 기사로 나와? 하나도 안 궁금하거든."

"그냥 검은 머리 외국인일 뿐이다. 기사 내지 마라."

"이 사람이 우리나라랑 무슨 상관이지? 한국이 싫어서 국적도 버린 사람 아니냐."

모든 사람이 이런 반응을 보이는 건 아니지만, 리디아 고가 우승했다는 기사에 이런 댓글이 절반 이상 채워지는 건 볼썽사납다. 리디아 고가 병역의무를 피하려고 외국으로 도망간 것도 아닌데 말이다. 그렇게 국적이 중요하다면 우리나라로 귀화한 외국인에게 잘해야 일관성이 있을 텐데, 다문화가정에 대한 우리의 태도는 낯이 뜨거울 정도다.

기생충이라고 오해하지 말고 차별하지 말고

이런 것들이 학교에서 귀가 따갑게 가르친 단일민족 신화 때문인지는 모르겠지만, 해외를 자유롭게 오갈 수 있는 글로벌 시대에 이런 좁아터진 시각을 가진 젊은이가 많다는 건 씁쓸한 일이다.

한낱 미물인 기생충에게도 배울 점이 있는 법, 국적을 가리지 않고 다들 형제자매로 받아들이는 기생충의 글로벌 마인드를 배웠으면 좋겠다.

암수한몸의
재앙

편하게 먹고살 요량으로 인간의 몸에 들어간 기생충, 그들 중 한 친구의 별명은 '생각하는 기생충(이하 생각충)'이었다. 다른 기생충은 그를 비웃었다. "야, 그렇게 고민할 거면 우리가 사람 몸속에 들어올 필요가 없지! 먹고사는 고민에서 벗어나려고 여기 온 건데."

그러거나 말거나 생각충의 사색은 계속됐다. 어느 날 생각충이 다른 기생충을 소집했다. 모인 기생충들이 불만의 말을 쏟아냈다.

"야, 왜 또 부르고 그래. 운동기관도 없이 여기까지 오는 게 얼마나 힘들었는지 알아?"

"그러게. 난 폐에 사는데, 장까지 오느라 죽는 줄 알았어."

기생충이라고 오해하지 말고 차별하지 말고

생각충이 입을 열었다.

"너희, 우리가 언제까지 이렇게 살 수 있을 것 같아? 지금이야 숫자가 많으니까 시집 장가갈 걱정이 없지만, 기생충 밀도가 줄어들어 수컷 한 마리만 덩그러니 남아 있으면 어떻게 알을 낳아?"

그는 주장했다. 어떤 상황에서도 알을 낳을 수 있게 암수한몸(자웅동체)으로 진화하자고. 대부분 그 말을 비웃었다. 회충이 말했다.

"암수한몸이라니, 그게 말이 돼? 네가 사랑이 뭔지 알아?"

그들은 불같이 화를 내며 원래 있던 곳으로 돌아갔지만 그 말에 공감한 기생충도 있었다.

"정말 그러네요. 인간들이 효과 좋은 구충제라도 만들어 내면 우리 숫자가 줄어들 텐데, 그때를 대비해서 암수한몸으로 가는 것도 괜찮겠어요. 총각 기생충으로 늙어 죽는 것보단 그게 낫죠."

촌충처럼 길이가 몇 미터 되는 것도 그 말에 동의했다. 어차피 그들은 몸이 워낙 커서 암수한몸이 아니면 생존하기 어렵겠다고 생각하던 차였다.

수백만 년이 흘렀다. 인간이 만든 구충제 알벤다졸은 회충과 편충을 비롯한 대부분의 기생충을 없애 버렸다. 한두 마리가 용케 인간의 몸에 들어가는 데 성공했다 해도 짝짓기를 통해 알을 낳기는 불가능했다. 반면 디스토마처럼 암수한몸으로 진화한 기생충은 여전히 명맥을 유지하고 있다. 1971년 감염률이 80%였던 회충과 편충이 0.5% 이하로 줄어든 반면, 40년 전 4%였던 간디스토마는 요즘도 감염률이 2%나 된다. 5m가 넘는 어마어마한 길이의 광절열두조충도 비교적 선전하는 것을 보면 회충과 편충이 암수한몸으로 가지 않은 게 후회될 만하다.

　2015년 대한민국은 결혼하기 힘든 나라가 됐다. 인구는 5천만으로 많은 편이지만 미래를 짊어져야 할 청년들이 결혼을 꺼리고 있는 것.

　남자의 경우 취업이 힘들고 어렵사리 취업을 했다 하더라도 비정규직일 확률이 높다. 집값은 비싸고 자식 키우는 데도 비용이 많이 드니 결혼은커녕 연애도 하기 힘든 실정이다. 여성의 경우도 크게 다르지 않다. 남성은 맞벌이를 원하는 반면 여성이 일자리를 구하는 건 결코 쉽지 않다. 또한 결혼하면 직장에 계속 다니는 게 눈치가 보이니 취업에 성공하면 결혼은 일단 미룬다. 이런 추세라면 우리나라가 계속 존속할 수 있을지 걱정이 된다.

　이쯤 해서 우리는 생각충의 제안을 한번 진지하게 고민해 봐야한다. 결혼하기가 힘든 세상이라면 우리가 암수한몸으로 진화하는 것은 어떨지를. 그럼 연애와 결혼 때문에 고민하는 일도 없을 테고 줄어 가기만 하는 출산율도 높아질 수 있지 않을까?

　물론 이건 어디까지나 농담이고, 암수한몸만 사는 세상은 상상

　기생충이라고 오해하지 말고 차별하지 말고

만으로도 무섭다. 하지만 세상일이란 어찌 될지 모르는 법. 정말 이런 일이 벌어지지 않으려면 우리가 노력해야 한다. 청년을 위해 좋은 일자리를 많이 만들고 집도 쉽게 구할 수 있는 사회를 만드는 것, 우리가 당장 머리를 맞대고 고민해야 할 과제가 아니겠는가?

기생충과
시월드

예전 한 드라마에서 남자는 좋아하는 여자 앞에서 자신의 장점 중 하나로 "부모와 연락을 끊고 산다"를 꼽았다. 부모와 연락을 안 하는 건 패륜이 아닌가 싶지만, 놀랍게도 여자는 그 점이 마음에 드는 듯했다. 드라마가 현실을 반영한다면, 이 대사는 시댁과의 관계가 여자에게 주는 부담의 크기를 지적한 것이리라.

며느리 입장에서 시어머니가 힘든 이유는 아들을 끔찍이 아끼기 때문이다. 내가 아는 동생(가명 성진)의 아내(편의상 미자라고 부르겠다)는 피자 가게를 한다. 싸게 팔아서 이익을 조금만 남기는 그런 집인데, 미자는 몇 평 안 되는 곳에서 하루 종일 피자 냄새를 맡으면서 일한다. 그녀가 피자 가게를 시작한 건 순전히 성진이 때문이다. "내가 언제까지 회사에 다닐 수 있을지 모르겠다"며 미자한테 젊을 때 돈을 벌라고 한 것.

그렇다고 해서 성진이가 애를 잘 보는 것도 아니었기에 미자는 가게를 하는 짬짬이 집에 가서 아이의 저녁을 챙겨 주고 숙제를 봐 줘야 했다. 사정이 이렇다면 시어머니가 제수씨한테 "고생이 많구나"라고 해야 정상이지만, 막상 가족 모임에서 시어머니는 이런 말을 했다고 한다.

"성진이 얼굴이 왜 이렇게 빠졌냐? 밥을 얼마나 안 차려 줬기에 이래? 그런데 미자 너는 얼굴이 아주 좋아졌구나!"

실제로 성진이가 얼굴이 반쪽이 됐느냐 하면, 절대로 아니었다. 오히려 얼굴이 빠진 것은 미자 쪽이었다. 하지만 시어머니는 피자 때문에 아들이 밥을 못 먹는다고 생각하셨고, 그렇게 보니까 성진이의 얼굴이 반으로 보였던 모양이다. 한 번 그러고 말았어도 서운했을 텐데, 시어머니는 저녁 모임 내내 성진이의 얼굴을 보면서 한숨을 쉬었다. 심지어 시누이도 거들었다.

물론 그러는 게 전혀 이해가 안 되는 건 아니다. 어려운 시대를 겪은 어머니들은 자식 끼니를 굶기지 않는 것을 지상 최대의 목표로 삼았으니까. 그렇다고 해서 힘들게 일을 시작한 며느리한테 "미자 너는 왜 얼굴이 그렇게 좋아졌냐?"라고 따지는 건 좀 너무하셨다.

최근 일간지 《매일경제》에서 실시한 여론조사 결과 남자의 77.1%가 결혼을 긍정적으로 본 반면, 여성은 그 비율이 53.2%에 불과했다. 또한 여성 중 결혼을 안 해도 그만이라고 생각하는 비율은 44.6%에 달했다. 가사와 양육의 부담을 지기 싫은 것이 결혼을 꺼리게 만든 가장 큰 이유였지만, 시댁과의 관계가 부담스럽다는 여성도 꽤 많았다.

결혼은 어른이 된 두 남녀가 새로운 가정을 꾸리는 행사고, 그 이후부턴 독립된 주체로서 살아가야 마땅하지만 우리나라에선 가족, 특히 시댁의 영향력이 큰 편이다. 시어머니 입장에선 며느리가 과연 자신만큼 아들한테 잘해 줄지 걱정되고, 이런저런 간섭을 하는 것도 그 연장선이다. 문제는 이게 지나치면 부부 사이를 해친다는 점이다. 장인 장모가 사위를 들볶는 경우는 거의 없다는 점에서 우리나라에서 결혼은 여자에게 더 힘든 제도다. 여자가 더 결혼을 기피하는 것도 이해가 간다.

기생충은 사람 몸에서 알을 낳고 대변으로 그 알을 내보낸다. 그러면 그 알들은 다른 사람의 몸에 들어가 어른이 되고 짝짓기를 한다. 즉 기생충의 세계에서는 암컷 기생충이 며느리 얼굴을 볼 일이 없다. 그저 알아서 잘 살겠거니 생각할 뿐이다. 너무 무신경한 것 같지만, 그럼에도 불구하고 기생충 세계는 잘 돌아간다. 이런 건 기생충한테서 좀 배우면 좋겠다.

부부는 서로 사랑해서 결혼하고, 아내 역시 시어머니가 아들을 생각하는 것 이상으로 남편을 극진하게 생각한다. 그렇다면 둘이서 오순도순 잘 살도록 멀리서 지켜봐 주기만 하면 좋지 않을까? 이 땅의 며느리들이 기생충을 부러워하는 일이 없도록 말이다.

기생충도
때와 장소를
가리거늘

68세 남자는 오른쪽 아랫배가 아프기 시작했다. 하루 이틀 참으면 될 줄 알았지만 닷새나 통증이 지속되자 할 수 없이 병원에 왔다. 검사 결과 다른 항목은 다 정상이었지만, 기생충에 감염될 때 올라가는 호산구(산성 색소에 잘 물드는 거칠고 큰 과립을 많이 가진 백혈구) 수치가 높아져 있었다.

"음식을 날로 드신 적이 있나요?"

환자분은 평소 육회나 민물회를 즐겨 먹는다고 했다. 잠시 생각에 잠긴 환자는 충격적인 말을 했다.

"사실 두 달쯤 전에 개구리를 날로 먹은 적이 있습니다."

기생충이라고 오해하지 말고 차별하지 말고

기생충이다 싶어 대변 검사를 해봤지만, 알은 발견되지 않았다. 혹시나 싶어 대장내시경을 했다. 놀라운 광경이 벌어졌다. 대장내시경에서 움직이는 벌레 두 마리가 발견된 것. 내시경으로 벌레를 제거하고 나자 환자의 통증은 사라졌다.

정확한 종을 알기 위해 환자에게서 꺼낸 기생충을 현미경으로 관찰했다. "아니, 이럴 수가!"

머리에 왕관을 쓴 것으로 보아 개구리를 통해 전파되는 극구흡충임은 쉽게 확인했지만, 이 기생충에게는 있어야 할 것이 없었다. 고환 말이다. 간디스토마를 비롯해서 디스토마류는 대부분 어여쁜 모양의 고환이 두 개씩 있기 마련이고, 극구흡충 역시 디스토마니 당연히 두 개가 있어야 하지만, 그 부위가 텅 비어 있었다. 환자의 대변에서 기생충의 알이 나오지 않은 이유는 그러니까 이 기생충이 고환을 갖고 있지 않아서다. 어떻게 이런 일이 가능할까?

숙주가 마땅치 않아서다. 이 기생충은 원래 새의 기생충이라 새에게 들어가야 온전한 고환이 만들어지지만, 사람에게 들어갔으니 이런 결과가 나온 것이다. 28년 전 이 기생충을 처음 발견한 선배들이 고환이 마음대로 이전한다는 의미로 '이전고환극구흡충'이라는 이름을 붙인 것도 그래서였다.

당시 선배님들은 이 기생충의 유충을 쥐한테 먹여서 성충으로 키우려 했는데, 막상 쥐에서 꺼낸 기생충은 고환이 한 개만 있거나 없기 일쑤였고, 심지어 고환이 머리 쪽에 가 있는 경우도 있었다. 사람이 그런 것처럼, 쥐 역시 이 기생충의 마음에 드는 숙주는 아니었던 모양이다.

하물며 기생충도 고환을 내놓을 때와 내놓지 않을 때를 가리며 품위를 지키는데, 이 세상에는 자신의 은밀한 부위를 보여 주고 싶어 하는 사람이 한둘이 아니다. 일명 '바바리맨'이라고 불리는 이들은 바바리 차림으로 여고 앞을 배회하면서 결정적 순간에 바바리를 열어 여학생을 놀라게 한다. 비명을 지르면서 도망가는 모습을 보며 쾌감을 느끼는 게 그네들의 목표라는데, 다른 곳에서 인정받지 못하는 사람들이 어리고 약한 여학생을 지배함으로써 지배 욕구를 충족한다는 게 바바리맨에 대한 정신과적 견해다.

몇 년 전 제주도에서 근무하는 높은 분이 구설수에 올랐다. 보여 주지 말아야 할 곳을 내놓아 주위 사람을 놀라게 한 죄다. 지위도 높은 데다 평소 근엄하기 짝이 없던 분이 그런 일을 벌인 걸 보면, 바바리맨에 대한 정신과적 견해가 꼭 들어맞는 것은 아닌가 보다.

이런 이들을 어떻게 대처하는 게 좋을까? 경찰에 신고해 봤자 훈방 조치돼 다시금 범죄를 저지르는 게 이들의 관례, 그래서 다음과 같은 대처법이 통용돼 왔다. 비명을 지르는 대신 "그렇게 작아서 어디다 쓰냐?"고 핀잔을 주는 것. 이것도 일시적 효과는 있을지언정 그

기생충이라고 오해하지 말고 차별하지 말고

리 오래갈 것 같지는 않다.

이제 이전고환극구흡충에 대해 알게 됐으니 좀 다른 방법을 써서 이렇게 말해 보자. "고환이 예쁜 기생충도 때와 장소를 가리거늘, 아저씨는 왜 마늘종 같은 고환을 들이미나요?"

기생충보다 못하다는 말이 최고의 욕으로 통용되는 만큼, 훨씬 더 효과적이지 않을까 싶다. 자기로 인해 전국의 여학생이 마음 편히 학교를 다닐 수 있다면 이전고환극구흡충은 크게 기뻐하리라. 기생충은, 품위 있는 생명체니까.

이전고환극구흡충 소개서

구흡판 주위가 왕관(두관)을 쓴 것 같은 모습이고 거기에 가시같이 생긴 것이 열을 지어 돋아 있는 것이 극구棘口흡충의 중요한 특징으로, 주로 개구리를 통해 전파된다. 그중에서도 이전고환극구흡충은 그 이름대로 고환의 위치가 이리저리 이전하며 1개 혹은 2개의 고환이 소실되기도 하는 것이 특징이다.

버린 개는
개회충으로 돌아온다

주민들이 회를 즐겨 먹는 낙동강 유역과 해안가를 제외한다면, 이제 우리나라에서 기생충 때문에 고생하는 일은 거의 없어졌다. 하지만 딱 한 가지 주의해야 할 기생충이 있다면, 그건 바로 개회충이다. 사람에게 사람회충이 있고 돼지에게 돼지회충이 있는 것처럼, 개에는 개회충이 있다.

사람회충은 사람에게 이렇다 할 증상을 일으키지 않는다. 십만 년 이상 사람 몸에 적응해 살면서 사람을 건드리지 않는 게 장수의 비결이라는 걸 깨달았기 때문이다.

하지만 개회충은 다르다. 사람 몸에 들어온 개회충은 자신에게

기생충이라고 오해하지 말고 차별하지 말고

익숙한 환경이 아님을 본능적으로 깨닫는다. 차분히 눌러앉아 어른으로 자라는 대신 유충 상태로 머물면서 보다 나은 환경을 찾아다닌다. 그러다 보니 사람회충과는 비교도 할 수 없는 증상들이 나타난다. 간으로 가서 염증을 일으키는 정도는 약과다. 눈으로 가서 망막박리를 일으키고, 뇌로 가서 뇌막염을 일으키는 등 온갖 악행을 저지르는 게 바로 개회충이니까.

이런 사실이 보도되면 사람들은 개를 버린다. 물론 다른 문제, 예를 들면 임신이나 이사 등으로 개를 버리는 경우가 대부분이지만 개회충 감염도 개를 버릴 만한 좋은 구실이 된다. 그래서일까? 한 해동안 버려진 개들이 6만 2천 마리에 달하며(2013년 기준), 올여름에도 피서지에다 개를 버리고 간 사람이 꽤 많았다고 한다.

2014년 1월 1일부터 반려동물 등록제가 시행돼 개에게 목걸이를 채우거나 내장형 혹은 외장형 칩을 부착하게 하고 있지만, 버리겠다는 의지 앞에서 법은 무용지물이다.

문제는 이렇게 개를 버리는 것이 오히려 개회충을 증가하게 만든다는 데 있다. 사람이 개회충에 걸리는 데는 두 가지 길이 있다. 첫째는 개회충의 알을 먹는 것이다. 개회충에 걸린 개의 변에는 개회충의 알이 아주 많이 들어 있고, 아이들이 흙장난 등을 통해 그 알을 손에 묻힌 뒤 입에 넣음으로써 감염될 수 있다.

유럽에서는 주로 이 경로로 개회충 감염이 이루어지고, 그래서 흙장난을 즐겨 하는 아이들에게서 감염률이 높다.

이걸 다행이라고 해야 할지 모르겠지만, 우리나라 아이들은 흙장난을 거의 하지 않는다. 학교를 마친 뒤에도 학원에 가야 하고, 짬이 나도 스마트폰을 하면서 논다. 옛날과 달리 흙장난을 할 만한 곳도 그리 많지 않다.

우리나라에서는 주로 어른들이 개회충에 걸린다. 어떻게? 소간을 날로 먹어서이다. 개회충의 알이 묻은 풀을 소가 먹으면 소 역시 개회충이 원하는 장소가 아니므로 유충은 더 좋은 곳을 찾아 여기저기 가게 되는데, 그중 가장 흔하게 가는 곳이 소간이고 거기서 유충 상태로 머물러 있다. 우리나라를 비롯해 소간을 먹는 아시아 여러 국가의 개회충 감염 경로가 바로 이것이다.

여기서 중요한 것은 개회충은 집에서 기르는 개를 통해 전파되는 게 아니라는 사실이다. 개가 개회충에 걸리려면 개회충의 알을 먹어야 하는데, 사료 등을 먹으며 자라는 개가 개회충에 걸리는 건 사실상 불가능하니까.

오히려 밖으로 쫓겨난 개가 먹을 것이 없어서 이것저것 주워 먹다가 개회충의 알을 삼키며, 그 몸에서 자란 개회충은 개의 대변을 통해 여기저기에 알을 뿌린다. 그 알이 흙장난을 하는 아이들에게, 그리고 소간을 안주 삼아 소주를 들이켜는 아저씨들에게 전파돼 '개회충증'이 일어난다.

기생충이라고 오해하지 말고 차별하지 말고

1990년대 후반부터 우리나라에 부쩍 개회충 환자가 늘어난 이유가 뭘까? 아파트 붐이 일었고, 주택에서 아파트로 이사를 가면서 개를 버리기 시작한 게 그 원인이리라.

개를 버리는 일은 그 개를 밑바닥의 삶으로 내모는 잔인한 짓이기도 하지만 개회충을 확산시켜 사람의 건강을 위협하기도 한다. 개를 버리지 않는 것도 물론 중요하지만, 개를 입양할 때 자신이 이 개를 끝까지 책임질 수 있을지도 심각하게 고민해야 한다.

버린 개는 개회충으로 돌아온다.

마녀사냥으로
해결되는 건 없다

종교가 유럽을 지배하던 중세에는 마녀사냥이란 게 유행했다. 흑사병을 비롯한 전염병이 창궐했고 곳곳에서 전쟁이 일어나니 사는 게 힘들어지고, 뭔가 희생양이 필요했던 게 마녀사냥의 이유다. 그런데 이 방식이 전혀 공정하지 않았다. 누군가가 마녀라고 밀고만 하면 재판이 열리는데, 일단 재판이 열렸다 하면 목숨을 부지할 수가 없었으니 말이다.

마녀를 식별하기 위해 가장 많이 쓰인 방법은 '물에 빠뜨리기'다. 이 방식의 근거는 마녀가 공중을 나는 존재이므로 몸이 가벼워 물에 빠뜨리면 수면 위로 떠오른다는 것이었다. 떠오르면 마녀라고 화

기생충이라고 오해하지 말고 차별하지 말고

형을 당하고, 그대로 익사하면 누명에서는 벗어날 수 있지만 거기서 생이 끝났다.

그러다 보니 약간의 원한만 있으면 마녀사냥을 하는 일이 벌어졌다. 그림 형제의 동화로 널리 알려진 《헨젤과 그레텔》도 사실은 그 당시 벌어진 마녀사냥에 기초한 동화였다. 제빵사로 일하는 헨젤과 그레텔 남매가 마을에서 맛있는 빵을 만들기로 이름난 여성 제빵사의 비법을 알아내려다 실패하자 그녀를 마녀라고 고발했고, 그녀는 결국 불에 타 죽었다. 이 이야기를 들은 그림 형제가 아이들 수준에 맞게 각색했다고 한다.

기록이 없어 정확한 숫자는 알지 못하지만 학자들은 마녀사냥으로 죽은 이가 최소한 수십만 명은 될 것으로 추정한다.

엉뚱한 혐의를 덮어씌워 학살하는 마녀사냥은 기생충의 세계에서도 벌어진다. 어느 분이 비공개로 다음과 같은 글을 인터넷에 올렸다.

"예전부터 가끔씩 항문이 간지러워요. 기생충일 확률이 백 퍼센트 같은데요. 계속 놔두면 기생충이 장기 같은 것을 파먹어요?"

요충이라는 기생충이 항문을 가렵게 하는 건 맞다. 하지만 요충은 초등학생 이하의 어린이에게 유행하며, 그나마도 감염률이 1% 이하다. 어른의 경우 항문이 가려운데 그 원인이 요충일 확률은 1만

분의 1 정도에 불과하다. 그럼 왜 가려울까? 대부분이 항문 관리를 잘 못해서 그렇다. 잘 씻고 잘 말려 주면 가려움증은 사라질 테지만 그렇게 하지 않고 기생충 탓을 하며 구충제를 먹는 사람이 의외로 많다.

또 어떤 분은 대변에서 기생충이 나왔다고 연구실로 가져왔다. 모양이 너무 조악한 데다 표면에도 윤기라곤 전혀 없어서 아무리 봐도 기생충은 아니었다. 전날 먹은 고구마 줄기 같다고 했더니 그는 화를 내면서 "내가 보기엔 기생충이다"라며 약을 달라고 한다. 명색이 기생충학자고 내가 그보다 기생충에 대해서는 더 많이 알 텐데 이런 말을 들으면 좀 황당하다.

하지만 가장 안타까운 사례는 자폐증에 걸린 아이를 둔 엄마들의 사연이다. 자폐증의 원인은 아직 알려져 있지 않다. 그런데 외국에서 이산화염소(MMS)라는 물질로 장을 청소하면 그 안에 있던 기생충이 빠져나와 자폐증이 치료된다고 했단다.

"회충, 편충 등 아주 작은 기생충들은 뇌로 갈 수 있습니다."

그들의 말이다. 그러면서 장 청소로 인해 빠져나온 기생충의 사진을 증거로 내민다. 하지만 그들이 찍은 사진은 장 점막의 일부가 벗겨진 게 기생충처럼 보이는 것에 불과하며, 실제로 그 치료로 인해 자폐증이 나은 사례는 거의 없다.

자폐증은 가족 전체를 오랫동안 우울하게 만드는 병이다. 그 원인이 기생충이고 기생충을 치료함으로써 병이 나을 수 있다면 좋겠지만 아직까지 그 둘의 관계는 입증된 바 없다. 그런 상황에서 이산화염소로 장 청소를 하는 것은 환아만 힘들게 할 뿐이다. 자폐증 연구가 보다 활발해져서 기생충을 상대로 마녀사냥을 하지 않아도 제대로 된 치료를 할 수 있는 그날을 꿈꿔 본다.

회충에게 배우는
행복의 비결

탈북자 한 명에게서 기생충이 나왔다는 전화를 받았다. 회충이나 한 마리 나왔겠지 했는데 진짜 회충이었다. 문제는 마릿수였다. 내시경으로 회충을 꺼내는데 정말 끝도 없이 나왔다. 총 서른두 마리의 회충을 받아들고 연구실로 왔다. 핀셋을 이용해 포르말린이 든 병에 회충을 담는데, 이 회충들에게는 공통점이 있었다. 하나같이 날씬하다는 것. 물론 탈북 여성이 그리 잘 먹었을 것 같진 않으니 날씬한 게 당연할지 모르겠지만 꼭 그렇게만 생각할 일은 아니다.

회충은 사람의 작은창자에 기생하며 위치상 사람이 먹는 영양분을 원하는 만큼 가져갈 기회를 갖는다. 서른두 마리의 회충이 각각

기생충이라고 오해하지 말고 차별하지 말고

밥 한 숟갈씩을 먹으면 사람이 굶어 죽을 것이고, 반 숟갈씩 먹는다면 숙주가 죽지는 않는다 해도 늘 배가 고프고 하늘이 노란 상태가 지속되리라. 하지만 회충들은 그렇게 하는 대신 매 끼니당 밥풀 한 톨씩 먹기로 합의를 봤고, 덕분에 그 여성은 별다른 건강상의 문제 없이 북한을 탈출할 수 있었다.

미국의 심리학자 매슬로우는 사람의 욕구를 다섯 단계로 나누었다. 1단계가 생리적 욕구, 2단계는 안전의 욕구, 3단계는 집단에 소속되고 싶어 하는 사회적 욕구, 4단계는 남한테 존중받고 싶어 하는 존경의 욕구, 5단계는 자아실현의 욕구를 말한다. 이 욕구는 나름의 위계가 있어 1단계를 충족해야 2단계 욕구가 생기고 2단계를 충족하고 나면 3단계 욕구가 생기는데, 결국 이 말은 인간의 욕구가 끝이 없다는 식으로도 해석될 수 있다.

내 친구의 예를 들어 보자. 평범한 집에서 태어난 그는 결혼 후 내 집 마련의 꿈을 위해 열심히 돈을 모았다. 원하던 집을 사고 난 뒤에는 좀 여유 있게 사나 싶었지만 그는 더 억척스레 돈을 모았다. 차를 바꿔야 한다는 게 그 이유. 하지만 차를 바꾼 뒤에도 삶은 변하지 않았다. 아이가 커감에 따라 더 큰 집이 필요했으니까. 이 친구가 좀 극단적일 뿐, 사람들의 삶은 다들 마찬가지다.

나만 해도 그렇다. 어릴 적만 해도 친구가 하나 생기는 게 유일한 소원이었지만, 막상 친구가 많이 생기니까 이젠 뜨고 싶다면서 방송계를 기웃거렸다. 어느 정도 인지도를 얻은 지금도 "이 정도로는 부족하다"며 더 뜰 방법을 찾고 있다. 내 삶이 점점 바빠지고 좋은 남편에서 점점 멀어지는 것도 다 이유가 있는 셈이다.

욕망이 충족되고 나면 더 큰 욕망을 찾아 떠나는 사람과 달리 회충의 욕구는 매슬로우의 2단계에 멈춰 있다. 편안한 잠자리가 있고 먹고사는 문제와 짝짓기 욕구를 충족시키고 나니 더 이상 바라는 게 없다는 얘기다.

남보다 더 많이 먹는 회충도 없고 미래를 대비해 식량을 숨겨 놓는 회충도 없다. 매 끼니 들어오는 밥을 감사한 마음으로 먹고 피곤하면 잔다. 더 많이 먹으려는 다툼 같은 건 벌어지지 않는다. 심지어 수백 마리에 달하는 회충도 사람 몸속에서 평온하게 살아간다. 등심한 점을 놓고 서로 싸우다가 몸에 상처가 나는 일은 벌어지지 않는다. 그래서 그런지 회충들의 얼굴은 하나같이 행복해 보인다.

이게 꼭 좋은 것만은 아니다. 종 전체가 현재의 삶에 만족하고 자아실현에 관심이 없으니 발전 같은 건 불가능하다. 헐벗고 굶주리던 인류가 빛나는 문명을 건설하는 동안, 회충의 삶은 예나 지금이나 그대로다. 심지어 40년 전에 만들어진 구충제가 지금도 잘 듣는다. 뭔가 다른 삶을 모색할 법도 한데 회충들은 그저 지금이 좋다면서 늘 웃고 있다.

기생충이라고 오해하지 말고 차별하지 말고

이게 답답해 보이긴 하지만 가끔 회충의 삶이 부러울 때가 있다. 삶이 너무 각박해 보일 때, 다들 왜 이렇게 앞으로만 나가는지 짜증이 날 때, 난 내시경으로 끌려 나오면서도 웃음을 짓던 그 회충들을 생각한다. 밥 한 톨과 제 몸 하나 누일 곳만으로도 행복해 하던 회충의 얼굴을.

뭔가를 더 얻게 해달라고 기도하는 대신 지금 갖고 있는 것에 감사할 줄도 아는 우리가 됐으면 좋겠다.

제2부

기생충 박사의 시간

진정 서민적인 삶을 찾아서

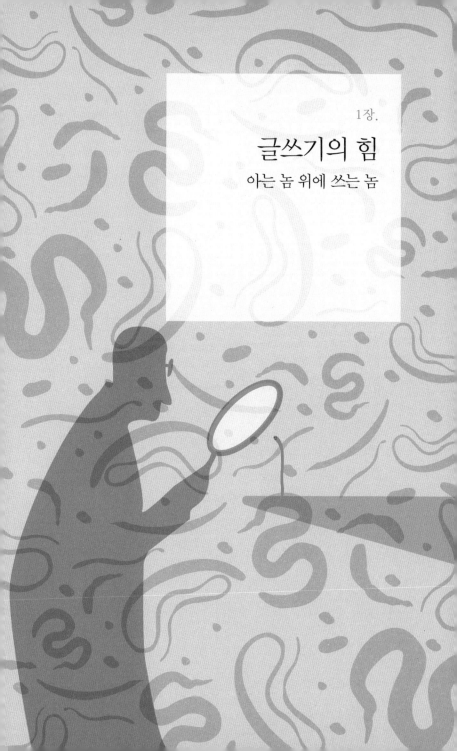

1장.

글쓰기의 힘

아는 놈 위에 쓰는 놈

글을 써야 하는
이유

"호랑이는 죽어서 가죽을 남기고, 사람은 죽어서 이름을 남긴다."

어릴 적부터 귀에 못이 박히도록 들어 온 말이다. 그런데 이름을 남기는 건 대체 어떤 일일까? 을지문덕처럼 살수대첩을 승리로 이끌거나, 한석봉처럼 글씨를 아주 잘 쓰면 이름을 남길 수 있다. 여기까지 생각하고 '에이, 내가 어떻게……'라며 포기할지도 모르겠다. 하지만 꼭 위대한 업적을 세워야만 이름이 남는 건 아니다. 글만 잘쓰면 얼마든지 이름을 남길 수 있다.

김혜원 씨는 원래 '평범한 중산층 주부'였다. 주부들이 다 그렇듯 아이들이 점점 자라면서 김 씨에게도 주부우울증이 찾아왔다. 그즈

기생충이라고 오해하지 말고 차별하지 말고

음 신문에 김대두에게 사형이 선고됐다는 기사가 나온다. 김대두가 누굴까. 대한민국 정부 수립 후 최초의 연쇄살인마인 그는 열일곱 번의 살인을 저질렀고, 결국 사형이 집행됐다. 김혜원 씨는 김대두에게 편지를 썼고, 그의 답장을 받으면서 희망의 불씨를 보았다. 그 뒤 삼십 년간 김 씨는 사형수를 돌보는 일을 하게 된다.

영화 〈우리들의 행복한 시간〉에서 볼 수 있는 것처럼 사형수라 하더라도 외로움과 두려움을 느끼고, 사람들의 따뜻한 관심에 굶주려 있는 경우가 많다. 그런 사형수들에게 김 씨는 따뜻한 벗이 되어 준 것이다. 우연히 쓴 편지 한 통이 자신의 삶을 바꾼 경우다. 나중에 김 씨는 자신이 만난 사람들의 이야기를 《하루가 소중했던 사람들》이란 책에 담는다. 덕분에 그녀의 이름이 영원히 기억될 수 있었고, 사형수를 돌보는 일에 관심을 갖는 사람들도 늘어났으니 글을 쓴 보람이 분명 있었다.

나도 글로 인해 삶이 바뀐 사람 중 하나이다. 글을 잘 쓰고 싶어서 지옥 훈련을 하다가 신문에 칼럼을 쓰게 됐고, 또 방송에 나가고 이렇게 책까지 쓰고 있으니 말이다. 글쓰기를 하지 않았다면 아마 나는 기생충을 연구하면서 평범하게 살아가고 있을 것이다. 그랬다면 인터넷에서 내 이름을 검색했을 때 '아무 벼슬이나 신분적 특권을 갖지 못한 일반 사람 또는 경제적으로 중류 이하의 넉넉지 못한 생활을 하는 사람'이라고만 나올 것이다.

유명하지 않다고 그 삶이 가치가 없는 건 아니겠지만, 지금의 삶이 훨씬 재미있는 건 틀림없는 사실이다. 그래서 나는 글쓰기에 전념했던 나의 선택을 자랑스럽게 생각한다.

연세 드신 분들 중 "내 인생을 책으로 쓰면 소설 세 권이야"라고 하는 분들이 꽤 있다. 자신이 살아온 흔적을 어떻게든 남기고 싶은 마음에서 하는 말씀이리라. 나는 그때 그분들의 표정을 보는데, 그런 말을 할 때의 표정은 굉장히 쓸쓸해 보인다.

소설 세 권 분량의 삶을 살았다면 쓰면 될 텐데 왜 말씀만 하시는 걸까? 뭐든지 그렇지만 글도 갑자기 쓰려면 잘 써지지 않는다. 요즘엔 자서전 쓰기에 관한 책도 나와 있고, 자서전 쓰는 법을 가르치는 프로그램도 꽤 있긴 하다. 하지만 그런 데 가서 교육을 받는다고 갑자기 글이 써지는 건 아니다. 강의를 들을 때는 '아, 그렇구나!' 싶지만, 막상 쓰려면 막막해지고 잘 안 된다. 그래서 평소부터 글쓰기를 틈틈이 연마해야 한다.

글쓰기에 무슨 특별한 재능이 필요한 건 아니다. 내가 서른 살에 쓴 《소설 마태우스》라는 책이 있는데, 내 책이니까 자신 있게 말하자면 그 책은 정말 쓰레기다. 내게 글쓰기 재능이란 것 자체가 아예 없었다는 뜻이다. 그런 나도 십 년간 노력해서 이만큼 글쓰기를 하게 된 걸 보면, 누구나 노력하면 글을 잘 쓸 수 있다는 말이 빈말이 아닌 게 확실하다.

지금부터 글쓰기에 대해 내가 터득한 노하우를 알려드리려 한다. 한번 따라 해보길 권하고 싶다. 사람으로 태어났으니 이름은 남기고 떠나야지 않겠는가.

글쓰기 노트를
준비하자

"예상치 않은 순간 마음속에 줄거리가 떠오른다. 길을 걷다가 또는 쇼윈도의 물건을 바라보다가 문득 범인이 어떻게 범행을 저지르는지와 같은 멋진 생각이 스친다."

추리소설의 대가大家 애거사 크리스티는 소설 아이디어를 어디서 얻느냐는 질문에 위와 같이 답했다. 이 대답을 들으면 '와, 정말 대단하다! 애거사 크리스티는 정말 천재구나!'라고 생각할지 모르겠다. 크리스티 여사가 천재라는 걸 부인할 마음은 없다. 여사가 천재가 아니라면 독자들이 그의 소설에 번번이 속아 넘어가지는 않았을 테니. 하지만 길을 걷다가 글의 영감을 떠올리는 건 글을 좀 써본 사

기생충이라고 오해하지 말고 차별하지 말고

람이라면 누구나 경험하는 일이다.

　나도 그렇다. 신문이나 잡지에 써야 할 글이 있을 때, 그 아이디어가 떠오르는 건 대부분 엉뚱한 상황에서다. '뭘 쓰지?' 하며 머리를 쥐어짤 때는 글감이 생각나지 않지만 운전을 하거나 지인과 얘기를 할 때, 심지어 샤워할 때 불현듯 '이 내용으로 써야겠다!'는 생각이 떠오른다.

　여기서 중요한 건 이런 아이디어는 바로 적어 놓지 않으면 빛의 속도로 사라진다는 점. 그래서 글을 쓰겠다고 마음먹은 사람이라면 글쓰기 노트와 필기도구를 언제 어디서나 갖고 다녀야 한다. 어떤 식으로 글을 쓸지 대략적인 얼개를 노트에 써두었다가 나중에 집에 가서 컴퓨터로 정리하면 글쓰기가 편해진다.

　언젠가 신문에 칼럼을 쓰는 사람들끼리 모인 적이 있는데, 칼럼 한 편을 쓰는 데 시간이 얼마나 걸리는지 얘기가 나왔다. 다들 몇 시간씩 사투를 벌여야 칼럼이 써진다고 했다. 어떤 분은 여덟 시간을 투자한다고 말하기도 했는데, 그분이 갑자기 내게 몇 시간이나 걸리느냐고 물었다.

　"저는 하루 이상 걸려요"라며 겸연쩍게 웃고 넘어갔지만, 솔직히 글 쓰는 데 걸리는 시간은 평균 두 시간이 채 안 된다. 잘나서가 아니다. 글쓰기 노트에 대략적인 얼개가 다 있으니, 시간이 많이 걸릴 이유가 없는 것이다.

노트가 없었던 사람들의 비극을 두 가지만 소개해 보겠다.

좀 오래된 이야기이긴 하지만, 신승훈이라는 가수가 버스를 타고 가다 갑자기 노래에 대한 영감이 떠올랐다. 하필 그에겐 노트도, 필기구도 없었다. 영감이 점점 사라지는 게 초조했던 그는 바로 다음 정거장에서 내렸고, 공중전화 부스로 들어가 자신의 삐삐 음성사서함을 호출한 뒤 머릿속에 떠오른 노래를 녹음했다.

목적지에 가기도 전에 버스에서 내린 데다 시간을 허비했으니 손해가 이만저만이 아니었다. 공중전화 부스 앞에 줄이라도 길게 늘어섰다면 그마저도 다 잊어버릴 뻔했지 뭔가.

《캐리》를 비롯한 호러 영역의 소설을 쓰는 베스트셀러 작가 스티븐 킹은 비행기를 타고 가다 잠이 들었는데, 유명 작가가 광팬에게 끌려가 고초를 겪는 꿈을 꾼다. 잠에서 깬 스티븐 킹은 꿈 내용을 소설로 쓰면 좋은 작품이 되겠다고 생각했지만, 그때 그에겐 노트와 필기구가 없었다. 할 수 없이 그는 승무원에게 볼펜과 냅킨을 얻어서 냅킨에 꿈 내용을 써 내려갔다.

그 내용은 훗날 《미저리》라는 멋진 스릴러로 탄생했지만, 글쓰기 노트가 있었더라면 잘 써지지 않는 냅킨에 글을 쓰는 고충은 겪지 않았을 것이다.

요즘은 스마트폰이 있어 메모하는 것은 물론 녹음도 얼마든지 가능하다. 그렇지만 막상 스마트폰에 메모를 해보면 그리 편하지 않

기생충이라고 오해하지 말고 차별하지 말고

다는 걸 느낄 수 있다. 게다가 스마트폰이라는 게 한번 보기 시작하면 여기저기 둘러보다 30~40분은 후딱 지나가고, 글을 쓰겠다는 마음은 사라지곤 한다. 그래서 글쓰기 노트를 준비하는 것이 좋다. 글쓰기 노트가 있으면 우리 삶에서 글을 쓸 소재가 얼마나 많은지 알 수 있을 것이다.

한 가지 더. 길을 걷는다고 늘 좋은 아이디어가 떠오르는 건 아니다. 특히 걸으면서 스마트폰을 본다면, 글감은 영영 떠오르지 않을지도 모른다.

블로그를
잘 관리하면
좋은 점

앞에서 글쓰기 노트를 준비하라는 주문을 드렸다. 두 번째로 주문하고 싶은 건 바로 블로그 운영이다.

노트는 여러 한계가 있다. 공원에 갔다가 모이를 쪼아 먹는 비둘기에 대한 글감이 떠올랐다고 해보자. 노트를 펴놓고 비둘기에 대해 글을 쓰고 있자면, 옆에서 아이가 이렇게 보챈다.

"엄마, 추운데 뭐해? 얼른 집에 가. 나 배도 고파."

혼자 있더라도 사정은 다르지 않다. 20~30분 동안 쭈그리고 앉아 글을 쓰자니 남 보기 좀 쑥스럽고,《해리포터》를 쓴 조앤 롤링처럼 커피숍에 가서 글을 쓰는 것도 커피 값이 아깝다. 결론적으로 노

기생충이라고 오해하지 말고 차별하지 말고

트에는 뭘 어떻게 쓸지만 대충 써놓고 집에 가서 본격적으로 글을 쓰는 게 좋다.

또한 노트는 보관이 쉽지 않다. 나만 해도 노트를 어디다 뒀는지 생각나지 않아 곤욕을 치른 적이 한두 번이 아니다. 노트만 찾으면 엄청난 글이 나올 것 같은데, 노트가 쉽사리 나오지 않으면 글이고 뭐고 다 때려치우고 싶어진다.

그래서 블로그가 필요하다. 집에서 편안히 글을 쓸 수 있고, 분실 염려가 없다는 것 말고도 블로그에 글을 쓰는 건 장점이 많다. 일단 컴퓨터로 하는 일이라 자료 검색이 가능하다는 점이 있다. "가만, 비둘기 떼죽음 사건이 있었잖아? 1996년에 노인이 독이 든 모이를 줬구나!" 이런 식으로 글에 재료가 많아지면 좋은 글이 나올 확률이 높아진다.

블로그의 또 다른 장점은 피드백을 받을 수 있다는 점이다. 글을 쓰면 모르는 누군가가 글을 읽고 댓글을 다는 일이 생긴다.

"저도 그렇게 생각했는데, 100% 공감합니다."

"좋은 글 써주셔서 감사해요."

이런 댓글을 읽으면 글을 더 열심히 써야겠다는 의욕이 생길 수밖에 없다. 노트에만 글을 쓰면 절대로 얻을 수 없는 즐거움이다. 그 과정에서 블로그 방문자들과 친분이 쌓일 수도 있지 않은가. 이렇게 몇 년쯤 블로그를 운영하면 글은 저절로 늘 수밖에 없다.

이 쉬운 걸 왜 많은 사람들이 하지 못할까? 가장 큰 이유는 글쓰기에 대한 의지가 그리 강하지 못한 탓이다. 블로그를 시작할 때는 누구나 의욕적으로 열심히 글을 쓴다. 그런데 좀 쓰다 보면 소재도 다 떨어지고 무엇보다 귀찮아진다. 당장 댓글이 왕창 달리는 것도 아니니 금방 시큰둥해지는 것.

이럴 때일수록 블로그를 왜 하는지 다시 한 번 생각해 봐야 한다. 글을 잘 쓰기 위해 블로그를 한다면, 다른 사람들 반응에 신경 쓸 이유가 없지 않을까? 사람들이 많이 오면 되레 글쓰기가 부담스러워진다. '미자 남편 얘기 쓰면 미자가 싫어하지 않을까?' 이런 게 두렵다 보니 민감한 소재는 다 빼야 하고, 그러다 보니 소재가 점점 없어진다.

블로그 시작했다고 주위 사람들에게 알리고 꼭 한번 오라고 강요하는 사람, 다른 사람 블로그를 찾아다니면서 "제 블로그에도 와주세요"라고 말하는 사람치고 글쓰기를 잘하게 된 사람 없다.

블로그는, 은행이다. 글 한 편을 쓰는 것은 은행에 1천 원, 2천 원을 저금하는 것과 같다. 한 2~3만 원 쌓였다고 해서 "나 저금하기로 했어!"라며 소문내진 않는다. 몇 년 후 돈이 꽤 모였을 때 말없이 차를 바꾸면 남들이 "와, 너 돈 많이 벌었구나!"라고 감탄하는 것처럼, 나중에 저서를 낸 뒤 친구들을 부르시라.

혹자는 '파워 블로거'를 꿈꾼다. 언론보도를 보면 파워 블로거가

기생충이라고 오해하지 말고 차별하지 말고

되면 돈도 많이 벌고 명성도 얻는 것 같다. 하지만 파워 블로거의 삶은 그리 녹록치 않다. 방문자가 많으면 그들의 기대를 충족시키려 황급히 글을 써야 하고, 그들이 다는 댓글에 일일이 답을 해주다 보면 시간을 많이 빼앗긴다. 그래서 글쓰기에서 가장 중요한 책 읽을 시간이 없어진다. 파워 블로거는 글과 멀어지는 길이라는 것, 명심하길 바란다.

글쓰기 연습은 비단으로 치장된 화려한 길을 걷는 게 아니라 낙타를 끌고 끝이 보이지 않는 사막을 걸어가는 일이다. 굳은 의지로 그 사막을 통과하는 사람만이 목적지에 다다를 수 있다.

글쓰기에 독서가
중요한 이유

여기까지 읽은 독자라면 불만을 가질 수도 있을 것 같다. 글쓰기 요령은 전혀 말해 주지 않고 글쓰기 노트를 준비하라, 블로그를 만들어라, 이런 주문만 하니 말이다.

혹시 중국 영화에서 이런 장면을 본 적이 있지 않은가? 무술을 배우러 갔더니 기술은 안 가르쳐 주고 허구한 날 물만 긷게 하거나 빨래를 시키곤 하는 것. 처음에는 일부러 고생을 시키려는 게 아닌가 싶지만 그렇지 않다는 게 나중에 드러난다. 물을 긷거나 빨래를 짜다 보면 생기는 근육은 알고 보니 싸움의 기술을 연마할 때 꼭 필요한 것이었다는 얘기. 근육이 뒷받침되지 않으면 아무리 필살기를

기생충이라고 오해하지 말고 차별하지 말고

연마해도 상대에게 타격을 주기 힘들지 않겠는가.

글쓰기 노트를 준비하고 블로그를 만드는 것도 마찬가지다. 이런 것들이 선행돼야 글쓰기 방법을 배울 수 있으니까. 하지만 그중 가장 중요한 것을 한 가지만 꼽으라면, 서슴없이 독서라고 대답하겠다. 도대체 책의 어떤 면이 글을 잘 쓰게 만드는 것일까?

피겨 선수가 되려는 꿈을 가진 소녀가 있다고 치자. 좋은 코치를 구할 형편이 못 된다면 그 소녀가 해야 할 일은 과연 무엇일까? 유명 선수의 경기 장면을 보면서 그 동작들을 따라 해보는 게 아닐까? 글쓰기도 이와 다르지 않다. 유명 작가들이 쓴 글을 보면서 그 글들을 따라 해보면 저절로 글을 잘 쓰게 된다.

나이 서른에 첫 책《소설 마태우스》를 내고 라디오에 나갔는데, MC를 보던 분이 내게 이런 질문을 던졌다. "이런 책은 도대체 왜 쓴 거예요? 중학생도 쓰겠던데." 그 책의 수준이 낮았던 데는 이유가 있었다. 그때까지 내가 책과 담을 쌓고 살았던 것. 그 책으로 인해 나의 현주소를 깨달았고, 그 뒤부터 독서에 매진했다. 매달 열 권 이상 책을 읽는 것이 나의 목표였다. 한 권을 읽을 때마다 달력에 표시했더니 목표의식이 생겨서 더 열심히 읽게 됐다. 그렇게 10년쯤 지나자 정말 놀랍게도 글을 잘 쓰게 된 것이다. 많이 봐야 잘 쓴다고, 글쓰기에 관한 모든 책이 독서를 강조하는 건 너무도 당연하다.

독서의 효과는 단순히 문장이 매끄러워지는 데 그치지 않는다.

독서를 통해 얻은 지식을 인용하면 글이 한층 더 격조 있어진다.

예를 들어 보자. '지금은 구두쇠로 변했지만, 그는 원래 베풀기를 좋아하는 사람이었다. 무엇이 그를 변하게 만들었을까?' 이렇게 쓴다고 해도 별 문제는 없다. 하지만 다음과 같이 쓰면 어떨까? '무엇이 그를 산타클로스에서 스크루지로 변하게 만들었을까?' 앞의 문장보다 훨씬 더 멋져 보이지 않는가? 이런 문장을 쓰기 위해서는 먼저 《크리스마스 캐럴》을 읽어야 할 것이다.

가로등 불빛이 흐르는 거리를 묘사하면서 다음과 같이 쓰면 어떨까? '광장 전체가 우윳빛이었다. 마치 도스토옙스키의 소설 《백야》의 한 장면처럼.' 그냥 우윳빛이라고만 하는 것보다 《백야》를 언급하니 그 광경이 눈에 선하게 들어오지 않는가? 멋진 문장의 한 요소가 멋진 인용이고, 책을 많이 읽다 보면 '이 시점에서 그 책을 인용하면 되겠다'는 생각이 떠오른다.

어떤가, 책을 읽자는 마음이 생기지 않는가? 언제 책을 읽느냐, 바빠 죽겠다, 하는 분도 있을 것이다. 바쁜 현대인들이 책 읽을 시간을 내는 건 쉽지 않다. 이해가 간다. 하지만 이걸 생각해 보자. 우리는 하루 두세 시간 스마트폰을 사용한다. 정말 꼭 필요해서 스마트폰을 보고 있는 걸까? 그중 한두 시간만이라도 책에 양보할 수는 없을까? '스마트폰 대신 책을!' 글을 잘 쓰고 싶다면 마음에 새겨야 할 구호다.

기생충이라고 오해하지 말고 차별하지 말고

독서가 주는
간접경험의 가치

"어째서 나와 헤어지려고 하는 거야? 이건 너무해. 너무하다고!"

"이제 와서 나를 버리겠다니, 엘리엇T. S. Eliot이 왜 4월이 잔인한 달이라고 했는지 알 것 같아."

위의 두 말 중 어떤 것이 더 길게 여운을 남겼는지 굳이 물어볼 필요는 없을 것 같다. 바로 앞글의 요지는 '책에서 읽은 멋진 말을 인용함으로써 글의 격조를 높일 수 있다'는 것이었는데, 그건 독서를 통해 가능하다는 얘기다. 하지만 독서의 효과는 그것만이 아니다. 간접경험을 통해 글쓰기의 폭을 넓히고, 글에 생동감을 부여한다는 게 더 큰 효과다.

어떤 이가 길고양이의 안타까운 현실에 대해 글을 쓰고자 마음 먹었다. 그런데 이 사람은 고양이를 길러 본 적이 없다. 어떻게 써야 할까?

고양이도 고귀한 생명체다. 이들이 굶어 죽거나 얼어 죽는 일이 없도록 돌보는 것은 만물의 영장인 인간이 기본적으로 해야 할 도리다. 고양이에게 따뜻이 대해 주자.

어떤가? '고귀한 생명체'니까 도와야 한다는 게 좀 추상적이지 않은가? 만일 고양이를 기른 경험이 있다면 좀 더 구체적으로 쓸 수 있다.

길고양이를 데려다 기른 적이 있다. '미미'라는 이름을 지어 줬더니 나중엔 '미미'라고 부르면 그게 자기 이름인 줄 알고 달려왔고, 온갖 애교를 부렸다. 그제야 깨달았다. 길고양이로 태어나는 고양이는 없다는 것을. 우리가 적대시하는 길고양이도 우리가 어떻게 하느냐에 따라 기쁨을 줄 수 있다. 고양이에게 따뜻이 대해 주자.

자기 경험을 이야기하니 글에 신빙성이 더해지고, 주장에 힘이

기생충이라고 오해하지 말고 차별하지 말고

실리지 않는가? 하지만 고양이를 기른 경험이 없으면 어떻게 할까. 그런 사람은 고양이에 대한 글을 쓰면 안 되는 걸까?

그렇지 않다. 그래서 독서가 필요한 법이다. 책을 통한 간접경험도 얼마든지 글을 생동감 있게 만들 수 있다.

이탈리아에서는 길고양이가 길바닥에 누워 잠을 자는데, 심지어 사람이 지나가도 신경 쓰지 않는다고 한다. 이는 이탈리아 사람들이 고양이를 영물로 대하기 때문으로, 이유는 다음과 같다. 중세 유럽은 흑사병으로 인해 골치를 앓았다. 유럽 인구의 3분의 1가량이 이로 인해 목숨을 잃었을 정도. 흑사병은 쥐벼룩이 옮기는 병원체에 의해 전파된다. 그래서 이탈리아 사람들은 고양이를 풀어 쥐를 잡게 했고, 그 덕분에 흑사병으로부터 비교적 안전할 수 있었다. 흔히 길고양이가 더러운 병균의 온상이라 생각해 박대하는 사람이라면 생각을 좀 다시 해봐야 할 것 같다.

굳이 고양이를 기르지 않아도 책에서 읽은 지식을 동원하니 우리가 고양이한테 좀 너무했다는 생각을 불러일으킨다. 책에서 읽은 지식은 이렇듯 글에 힘을 실어 준다.

그런데 왜 꼭 책이어야 할까. 인터넷에서 얻은 지식도 얼마든지 간접경험이 될 수 있다고 생각하는 이도 있을 것이다. 당연히 가능하다. 하지만 이건 알아야 한다. 인터넷은 참과 거짓이 섞여 있어서 도대체 뭐가 진실인지 알 수 없다는 것을.

유명 탤런트 노○○ 씨의 아들이 기도가 막혀 죽었는데, 부검을 해보니 개털이 뭉쳐 있었다는 루머가 떠돈 적이 있다. 그 탤런트가 전혀 사실무근이라고 방송에 나와 해명도 했다. 그런데 그 소문이 정말인 줄 알고 다음과 같은 글을 썼다면 얼마나 민망할까.

"노○○ 아들이 개털 때문에 죽었다. 고양이도 털이 있는 동물이니 이런 일을 일으키지 말라는 법은 없다. 고양이를 없애자."

물론 책도 100퍼센트 정확한 것은 아니지만, 그래도 어느 정도 진실성을 담보할 수 있는 게 책이다. 독서를 통한 간접경험이 필요한 이유다.

기생충이라고 오해하지 말고 차별하지 말고

매력적인
도입부 만들기 ①

이제부터는 글을 어떻게 쓰는지 실전에 들어가 보자. 글에서 가장 중요한 대목은 바로 도입부다. 읽어야 할 글들이 넘쳐나는 세상이다 보니 사람들은 앞의 몇 줄만 읽고 글을 계속 읽을지 말지를 결정한다. 이 때문에 사람들의 시선을 확 끌어당기는 도입부를 써야 하건만, 글을 쓰려는 사람들이 가장 어려워하는 게 도입부다. 그들은 고민한다. "글을 어떻게 시작해야 할지 모르겠어요."

하지만 몇 가지 요령만 안다면 누구나 도입부를 잘 쓸 수 있다. 아파트 전셋값에 대해 글을 써보자. 전셋값이 천정부지로 올라 살길이 막막하다는 내용으로 글을 쓰려면 거기에 걸맞은 도입부가 필요하다. 이렇게 시작하면 어떨까?

요즘 전셋값이 너무 올랐다. 집값의 80퍼센트 정도라니, 이 정도
면 아예 사는 게 낫겠다 싶다.

무난한 시작이라고 생각할지 모르지만, 전혀 그렇지 않다.

1) 결론이 앞에 나와 버리면 그다음에는 쓸 말이 없고, 2) 더 결정
적으로 읽는 이가 첫 줄만으로도 글의 요지를 파악할 수 있으니 읽
기를 중단할 위험이 있다. 3) 게다가 '사는 게 낫다'니, 집 살 돈이 없
으니까 전세를 구하는 건데 이런 논리로 독자를 설득하는 건 좀 무
책임하다.

단점을 하나 더 짚는다면, 이 글은 어찌 됐건 자기주장을 하는 게
목적이다. 자기주장은 주관적인 행위지만, 글 쓰는 사람들은 '이왕이
면 내 주장이 좀 더 객관적으로 읽히고 싶다'는 소망을 갖는다. 그렇
다면 어떻게 하면 글이 더 객관적으로 보일 수 있을까? 사실을 늘어
놓고 거기에 근거해 자기주장을 편다면 그래도 객관적인 느낌이 들
지 않겠는가?

그래서 글의 도입부를 쓸 때는 다음과 같은 전략이 필요하다. 우
선 신문 기사를 인용하는 방법.

2016년 5월 15일, 전세금을 올려 달라는 주인의 요구에 격분한 세입자가 주인을 폭행해 전치 4주의 상해를 입힌 사건이 있었다.

일단 이건 실제로 벌어진 일이니, 읽는 이에게 객관적으로 들린다. 게다가 그냥 주장만 나열하는 것보다는 훨씬 글이 흥미진진하다. 이래서 글을 써보겠다는 사람은 평소 기사 스크랩을 해둘 필요가 있다. 물론 신문 기사만이 능사는 아니다. 다음을 보자.

그는 날 보자마자 한숨을 쉬었다. 왜 그러냐고 묻자 아무 말 없이 웃기만 하다가, 거듭된 내 질문에 결국 입을 열었다. "집주인이 전세금을 2천만 원이나 올려 달래요. 아무래도 집을 옮겨야 할 것 같아요."

다른 사람의 말을 인용하면 훨씬 더 생생하게 전셋값의 문제점을 전달할 수 있을뿐더러, 자기 말이 아닌지라 객관적으로 들리기까지 한다. 게다가 이 '다른 사람'이 자신과 혈연관계가 아니라면 효과는 더 커진다. 여동생의 말보다는 '이웃'의 말이 더 좋다는 얘기다.

이럴 때 단골로 등장하는 사람이 바로 택시 운전사다. 택시 기사는 자신과 아무런 관계도 없는 '남'인 데다, 여러 사람의 말을 들을 기회가 많아 여론을 대변해 주는 사람으로 인식되기 때문이다.

택시기사는 날 보자마자 한숨을 쉬었다. 왜 그러냐고 묻자, 입을 열었다. "집주인이 전세금을 2천만 원이나 올려 달래요." 울상을 짓는 그의 모습이 딱해서 내릴 때 차비에 2천 원을 더 얹어 줬더니, 그가 이렇게 말한다. "손님 같은 분이 만 명만 더 있으면 전세금도 문제없겠네요."

어떤가. 첫 번째 도입부보다 더욱 생동감 있게 느껴지지 않는가? 배운 건 바로 써먹어야 자기 것이 되는 법, 바로 새 글을 한번 시작해 보자. 다른 사람의 말을 인용해서 말이다.

기생충이라고 오해하지 말고 차별하지 말고

매력적인
도입부 만들기 ②

앞에서 기사 또는 다른 이의 말을 이용해 도입부를 만들어 봤다. 그 냥 자기주장만 하기보다는 실제 벌어진 사건, 그리고 나와 무관한 타인의 말을 인용해 글을 쓰면 훨씬 더 객관적으로 읽힐 수 있다.

하지만 글이 꼭 객관적이어야 할 필요는 없다. 때로는 감정에 호소하는 글을 써야 할 때도 있다. 예컨대 신라 시대 당나라에 유학 중이던 최치원은 황소라는 자가 난을 일으키자 〈토황소격문〉이란 글을 쓴다. 글의 앞부분은 다음과 같다.

(…) 황소에게 알리는 바이다 (…) 지금 나는 역적을 토벌하려는

것이지 너와 같은 역적을 상대로 싸우려는 것이 아니다. 그러나 토벌을 하기에 앞서 한 번 더 은혜로써 회유하여 회개할 수 있는 기회를 주려는 것인데, 그래도 듣지 않는다면 어쩔 수 없이 무력을 쓸 수밖에 없다. 이게 네가 살 수 있는 유일한 방법이니 진지한 태도로 듣기 바란다.

단도직입적으로 상대를 약 올리고 있다. '토벌'과 '싸움'의 차이를 부각하며 "너는 한주먹거리도 안 되는 역적에 불과"하므로 "항복하지 않으면 죽는다"고 얘기한다. 진짜인지는 모르겠지만 황소가 이 글을 읽고 말에서 굴러떨어졌다니, 글의 목적은 달성한 셈이다.

억울한 일을 당했다고 가정해 보자. 혼자서 분을 삭이기보단 글로 쓰는 게 여러모로 유리하다. 다른 이의 위로를 받고, 또 조언대로 행동하면 일을 해결하는 데도 도움이 되지 않겠는가? 그래서 인터넷 사이트들엔 억울함을 호소하는 글이 많이 올라온다. 이왕 올리는 것, 자기 글이 더 많이 읽히는 게 좋지 않을까. 그래서 이런 글은 서두에 읽는 이를 사로잡는 힘이 있어야 한다.

예를 들어 옆집에서 공사를 하는 바람에 내 집 담벼락이 무너질 위기라고 한다면 당연히 옆집에 그 사실을 말하면서 원상복구를 요구할 것이다. 그런데 옆집은 "반반 부담하자"라는 황당한 소리를 한다. 재판까지 가면 이기기야 하겠지만 몇 달, 아니 몇 년이 걸릴지도 모르고, 그 기간 중 담이 무너지면 어떻게 할 것인가? 이에 대해 글을 쓴다고 해보자.

6개월 전, 옆집에 젊은 남자가 이사를 왔어요. 그 남자는 원래 있던 주택을 헐고 상가 건물을 짓는 공사를 시작했습니다. 문제는 거기서 건물을 올리는 바람에 이웃해 있던 담벼락에 금이 갔다는 점입니다. 안전진단을 받은 결과 이대로라면 몇 달 못 버티고 무너진다고 하네요. 그래서 그 사람에게 찾아갔습니다.

비교적 무난한 시작이라고 생각할 수도 있다. 사건의 개요를 시간 순서대로 정리했으니까. 하지만 독자의 시선을 사로잡으려면 조금 더 충격적인 시작을 해야 한다. 그 남자의 뻔뻔함을 부각하는 건 어떨까.

"반반씩 합시다. 더 이상 양보 못 합니다." 남자는 그 말을 마치자마자 자리에서 일어났다. 황당했다. 일을 저지른 건 그쪽인데, 반반 부담하겠다는 말을 어떻게 선심 쓰듯이 하는 것일까? 난 일어나서 주먹을 불끈 쥐었다.

무슨 사건인지 몰라도 몰입감이 있지 않은가? 그 뒤 '그 남자의 공사로 인해 담벼락이 무너질 위기다'라는 내용이 추가된다면, 글 서두에 쓴 상황과 맞물려 남자에 대한 증오감이 몇 배 더 커질 것이다.

사실 이건 영화에서 잘 써먹는 수법이다. 〈미션 임파서블 3〉는 악당이 톰 크루즈를 묶어 놓고 '토끼발'이 어디 있는지 묻는 장면으로 시작한다. 악당은 '토끼발'의 위치를 말해 주지 않으면 아내를 죽이겠다고 하고, 결국 총을 쏜다. 그리고 난 뒤에야 영화는 '토끼발'이 무엇인지, 그게 왜 중요한지에 대한 이야기를 전개한다. 하지만 첫 장면은 영화를 보는 내내 머릿속에 남아서 긴장감을 유발하는 장치로 작용한다. 첫 부분이 중요한 건 글도 마찬가지다.

여기서 나도 반전 하나. 위에서 예로 든 담벼락 얘기는 나의 어머니가 직접 겪은 실화라는 것!

기생충이라고 오해하지 말고 차별하지 말고

튼튼한 글 허리
만들기

앞서 글의 도입부가 중요하다고 말한 바 있다. 재미있는 도입부로 독자의 시선을 끌어당겼다면 그 글은 목적을 달성했다고 할 수 있다. 하지만 안심해서는 안 된다. 그 이후의 전개가 이상할 경우 독자들은 언제든 떠나 버리니까.

글의 도입부가 독자를 유인한다면, 허리는 독자를 계속 붙잡아 두는 기능을 한다. 사람의 허리도 한번 다치면 좀처럼 회복이 힘든 것처럼, 글의 허리가 시원치 않으면 도입부와 끝부분이 아무리 훌륭해도 만회가 안 될 때가 많다. 이번에는 어떻게 써야 좋은 허리가 만들어지는지 알아보겠다.

"요즘 학생들은 다 댄스그룹 짝퉁인 것 같아." 학교 선생을 하는 지인이 술자리에서 푸념한다. 무슨 뜻인가 싶어 물어보니, 아이들에게 장기자랑을 시키면 다들 걸 그룹 등 인기 가수들이 추는 춤을 따라 한단다.

이렇게 서두를 시작했다고 하자. 나 역시 이와 비슷한 일을 겪은 적이 있다. 학생들 MT에 따라갔는데 조별 장기자랑이 죄다 댄스그룹의 춤으로 도배됐다. 정작 내가 해당 그룹을 모르니 도대체 어느 조를 1등으로 뽑아야 할지 헷갈렸다. 이 글 다음에는 어떤 내용이 이어질까? 흔히 생각할 수 있는 게 이런 푸념이다.

내가 학교를 다니던 시절만 해도 이렇지 않았다. 그 시절 장기자랑 시간에는 학교 선생님 성대모사가 빠지지 않았으며, 사회상을 풍자하는 연극을 공연하기도 했다. 그에 비하면 댄스그룹의 춤을 따라 하는 건 일말의 창의성도 없는 행위다.

이런 식으로 앞에서 제기된 문제의식에 근거를 부여하는 것이 일반적인 글의 전개다. 별 무리가 없어 보이지만 요즘 아이들 말을 빌리면 이런 글은 전형적인 '꼰대 마인드'다. 그때와 지금은 분명 시대가 다른데, '우리 때는 이랬는데'라며 아이들을 가르치려고 들면

기생충이라고 오해하지 말고 차별하지 말고

반발하게 마련이다. 혹시나 하고 글을 읽던 이들이 우수수 떨어져 나갈 것이다. 다음과 같이 전개에 반전을 부여하면 어떨까?

집에 간 뒤 거울 앞에서 춤 연습을 하던 딸을 붙잡고 얘기했다. "너희들은 왜 장기자랑을 그렇게밖에 못하니?" 그러고는 내가 학교 다니던 시절의 장기자랑을 설명해 줬다. 잠자코 듣던 딸이 입을 열었다. "아빠, 장기자랑은 누굴 위해서 하는 건가요? 학교 선생님들인가요 아니면 학생들인가요? 우린 선생님 흉내보다 춤 구경하는 게 더 재미있는데요."

글의 도입부만 읽었을 때는 이 글이 어떻게 전개될지 뻔히 보인다고 생각했을 것이다. 하지만 젊은 딸의 항변을 통해 반전을 시도하니 글의 방향이 180도 다르게 바뀌지 않았는가? 딸의 생각에 동의해 주며 자신의 편협한 생각을 고쳤다고 할 수도 있고, 딸을 나무라며 '창의성'의 중요성을 설파할 수도 있을 것이다.

중요한 것은 이런 전개가 이어질 경우 글을 읽다 말려던 젊은이들은 물론이고 흐뭇하게 고개를 끄덕이던 중년들도 다음에 무슨 말이 나올지 몰라 글을 계속 읽을 것이라는 점이다. 읽는 이에게 긴장감을 선사해 독자를 붙잡는 것이 바로 '허리'가 해야 할 역할이다.

허리가 튼튼한 글을 쓰려면 어떻게 해야 할까? 위 사례에서 알

수 있듯이 너무 자기 생각만 고집하기보다는 더욱 다양한 관점에서 사건을 바라볼 수 있는 열린 마음이 필요하다. 여러 사람의 의견을 경청하고 폭넓은 독서를 하는 것이야말로 허리가 튼튼한 글을 쓰는 좋은 방법이다.

스마트폰이 글쓰기의 적인 이유도 어렵게 만난 친구와의 대화를 방해하고, 책을 못 읽게 하기 때문이다. 다른 이와 함께 있을 때는 스마트폰을 잠시 꺼두어도 좋다. 당신이 쓰는 글의 허리를 위해.

기생충이라고 오해하지 말고 차별하지 말고

여운을 주는
끝맺음

한때 〈응답하라 1988〉(이하 응팔)이라는 드라마가 큰 인기를 끌었
다. 방영 기간 내내 시청자들의 관심사는 누가 여주인공 덕선(이혜
리)의 남편이 될 것인가 하는 점이었다. 무뚝뚝하지만 뒤에서 덕선
을 세심히 챙겨 주는 정환(류준열)과 천재 바둑기사로 덕선만을 바라
보는 택(박보검)이 최종 후보였지만, 대부분 시청자들은 정환이 남편
이 될 것으로 예상했다. 덕선이 남편의 미래 모습으로 나오는 배우
가 정환과 비슷했다는 게 결정적 이유였다. '어남류(어차피 남편은 류
준열)'라는 말도 나왔다.

하지만 택이가 덕선과 키스를 하면서 사태가 돌변하더니, 결국

남편 자리를 차지하는 것으로 끝이 났다. 의외의 결말에 시청자들은 들고 일어섰다. 시청자 게시판에서 본 기억나는 글 하나만 소개한다. "이런 쓰레기 드라마를 보려고 매주 본방사수를 한 게 후회된다."

〈응팔〉은 아주 훌륭한 드라마다. TV를 보다 허리가 아플 정도로 웃은 적은 이 드라마가 처음이다. 그렇다고 해서 감동이 없었느냐면 그것도 아니다. 지난 세월 동안 우리가 잃어버린 것들이 무엇인지도 잘 알게 해주었다. 덕선의 남편이 정환이면 어떻고, 택이면 또 어떤가? 결말이 마음에 안 들어도 그간 재미있게 봤으면 된 거 아닌가? 그럼에도 시청자들의 분노는 한동안 가실 줄을 몰랐다.

〈응팔〉의 교훈은 뭐든지 끝이 얼마나 중요한지를 잘 보여 준다. 글도 마찬가지다. 멋진 도입부로 독자를 낚고, 멋들어진 허리를 만들었다 해도, 끝이 좋지 않으면 이런 말을 듣기 십상이다.

"괜히 읽었잖아!"

좋은 끝맺음은 어떤 것일까? 그간 쓴 글의 내용을 정리하고, 독자의 마음에 한 줄기 여운을 남기는 것이면 무방할 것이다. 특히 여운이 중요하다. 두고두고 그 글을 떠올리게 할 만한 결정적 한 방이 있다면 그것만으로도 좋은 글이 될 수 있을 것이다. 키우던 개를 버린 사람들에 대해 경고하는 글을 써보자.

다시금 당신의 개를 떠올려 보라. 그 개는 당신이 자신의 운명을 좌지우지할 수 있다는 건 알았을지언정, 행여 자신을 버릴 것인지는 꿈에도 생각지 못했을 것이다. 통계에 의하면 버려진 개 중 절반은 주인이 자신을 다시 찾으러 올 것이라 믿고 그 자리에 머무르고, 나머지 절반은 주인이 실수로 자신을 잃어버린 줄 알고 집을 향해 간단다. 당신의 개는 어느 쪽일까. 답이 무엇이든, 당신도 편히 잠들기는 어려울 듯하다.

섬뜩한 끝맺음이지 않은가? 좀 더 여운을 주려면 다음과 같은 글도 괜찮을 것이다.

이제부터 창 쪽에서 자지 말기를 바란다. 창가를 때리는 바람이 꼭 개 울음소리같이 들릴 테니까.

너무 날 선 글을 썼으니 분위기 전환 겸 앞서 말했던 〈응팔〉을 가지고 글을 한번 써보자. 덕선의 남편 찾기가 드라마의 화제가 된 걸 비판하고, 그게 드라마의 전부가 아닌, 곁다리라고 역설하는 게 도입부와 허리라고 할 때 끝맺음은 어떻게 할까?

〈응팔〉은 덕선이 시집 잘 보내려고 만든 드라마가 아니다. 그동

안 잘 봐놓고 덕선이 신랑이 마음에 안 든다고 드라마를 욕하는 건 배은망덕이다.

이 정도면 비교적 무난한 끝맺음이다. 하지만 여운 면에서는 좀 부족하다. 다음과 같은 구절을 더해 보면 어떨까.

신랑이 마음에 들어서 같이 사는 사람이 얼마나 되겠는가?

〈응팔〉 드라마를 얘기하다가 갑자기 우리네 삶 이야기를 하니 좀 뜬금없기는 해도, 저절로 고개가 끄덕여지지 않는가? 고개를 끄덕거리게 만드는 것, 그게 바로 끝맺음에서 추구하는 최대의 가치다. '여운' 주는 법을 연습해 보자. 글의 생명력이 훨씬 더 길어진다.

좋은 비유가
글을 살린다

이번에는 글의 기법에 대해 알아보자. 문장을 쓰는 방법이라고 생각해도 좋다. 여기서 당부하는 것들을 유념한다면, 글을 어떻게 써야 할지 감이 잡힐 것이다. 편의상 두 가지만 얘기해 볼까 한다.

첫째, 글은 쉽게 써야 한다. 많은 이들이 글을 쓸 때 '이렇게 쓰면 날 어떻게 볼까?'를 두려워한다. 글을 통해 자신이 드러나는 만큼, 좀 더 유식해 보이게끔 글을 쓴다는 것이다. 주어가 무엇인지 모를 만큼 길고 난해한 문장이 만들어지는 것도 그 때문이다.

글은 다른 사람과의 대화이다. 즉 자기 생각을 이해시키는 수단이다. 남을 설득하려면 어떻게 해야 할까? 쉽게 써야 한다. 나는 열

살짜리 조카에게 설명한다는 생각으로 글을 쓴다. 열 살짜리 아이한테 "전기세가 누진적으로 부과되고 있어 에어컨을 제대로 틀지 못한다"고 한들 알아듣지 못할 것이다. 그보다는 '누진'이란 말이 무엇인지 친절하게 설명해 주고 난 뒤, 문제점에 관해 얘기해야 하지 않을까? 쉬운 말로 친절하게 쓰기, 문장을 쓸 때 유의할 첫 번째 사항이다.

두 번째 기법은 좋은 비유이다. 글에서 말하려는 게 눈에 선하게 떠올라야 좋은 글이다. 그래서 우리는 비유라는 수단을 동원한다. 예를 들어 보자.

오후가 되면 방금 염소 한 마리를 잡아먹은 보아뱀처럼 온몸이 나른해졌다.

스티븐 킹이 쓴 《유혹하는 글쓰기》에 나오는 문장이다. 염소를 잡아먹은 보아뱀이라니, 느낌이 확 오지 않는가? 김훈 선생은 《칼의 노래》라는 소설에서 임진왜란 당시 굶주린 아이들을 다음과 같이 표현한다.

적들이 지나간 마을에서, 살아남은 아이들은 적의 말똥에 섞여 나온 곡식 낟알을 꼬챙이로 찍어 먹었다. 아이들은 말똥에 몰려들었는데, 힘없는 아이들은 뒤로 밀쳐져서 울었다.

기생충이라고 오해하지 말고 차별하지 말고

말똥에 섞인 낟알을 집어 먹는 아이들, 상상만 해도 가슴이 아파진다. 그걸 서로 먹으려고 싸우다니, 당시의 굶주림이 얼마나 지독한 것이었을까. 임진왜란을 기록한 역사책에 이런 구절이 나오는 것은 아닐 테니, 이 생생한 묘사는 오로지 김훈 선생의 상상에서 비롯된 것이리라. 또 다른 작가의 소설을 보면 이런 구절이 나온다.

다른 한 사람은 어딘가 살로 파고든 발톱을 생각나게 하는 사람이었다.

페터 회, 《스밀라의 눈에 대한 감각》 중에서

살로 파고든 발톱, 대충 어떤 사람인지 짐작이 가지 않는가? 이 비유만으로 독자는 그 사람의 성격을 완벽하게 이해할 수 있다. 글이 작가와 독자 사이의 의사소통이란 점에서, 좋은 비유는 좋은 글을 만드는 필수조건이다.

하지만 좋은 비유를 쓰기란 쉽지 않다. 주의할 점은 진부한 표현을 쓰지 말아야 한다는 것. 배우 황정민은 수상소감을 말하면서 자신을 숟가락에 비유한 적이 있다. 스태프들과 다른 배우들이 다 차려 놓은 밥상에 자신은 그저 숟가락 하나 놓았을 뿐이라는 것이다. 이 수상소감이 화제가 된 건 그가 쓴 비유가 매우 참신해서이다. 이후 수많은 이가 황정민의 소감을 따라 했지만, 결과는 썩 좋지 않았다. 좋은 비유는 한번 쓰고 나면 그 생명력이 사라져 버리니까. '장대 같은 비', '쟁반같이 둥근 달' 같은 상투적 표현이 나오면 그 책을 던져 버리고 싶어지는 것도 그 때문이다.

마르셀 프루스트는 그래서 이런 말을 했다.

"모든 작가는 자신만의 언어를 창조해야 한다."

글을 잘 쓰고 싶다면 좋은 비유를 만들려고 노력해야 한다는 말이다. 책을 읽다가 좋은 비유가 나오면 노트에 적어 놓고 틈나는 대로 읽어 보자. 모방은 창조의 어머니라고, 자꾸 읽다 보면 자신도 좋은 비유를 할 수 있게 되니까.

기생충이라고 오해하지 말고 차별하지 말고

다 쓴 글은
교정이 필요하다

지금까지 좋은 글을 쓰기 위해 무엇이 필요한지 설명했다. 하지만 한 가지가 더 남았다. 교정이다. 글을 쓰다 보면 내용 전달에 집중하느라 의도하지 않았던 실수를 저지르게 마련이다. 이 실수를 바로잡는 게 바로 교정이다. 눈으로만 읽지 말고 소리 내어 읽어 본다면 더 훌륭한 교정을 할 수 있다. 소리 내 읽다 보면 잘 읽히지 않는, 어색한 대목을 더 잘 찾을 수 있을 테니까. 예를 들어 보자.

미자는 또 동문서답을 했다. 아까도 동문서답을 하더니 이번에도 동문서답인가? 계속되는 동문서답에 난 짜증이 났다.

'동문서답'이란 말이 무려 네 번이나 들어간다. 같은 단어가 두 번만 들어가도 지루함을 느끼기 마련인데, 네 번이라니. 이걸 어떻게 고치면 좋을까? '동문서답' 대신 비슷한 뜻을 가진 단어나 문장을 사용하면 된다.

미자는 또 동문서답을 했다. 아까도 엉뚱한 답변을 했는데 이번에 또 그러다니, 난 짜증이 났다.

'동문서답'을 '엉뚱한 답변'으로 바꾸었고, 다음 문장에서는 '또 그러다니'로 대신했다. 짜증난 이유가 동문서답 때문이니 생략해도 관계없다. 이렇게 하니 '동문서답'을 한 번만 쓰고도 같은 뜻을 전달할 수 있다.

나의 조국의 위대함의 근원은 국민들의 근면함에 있다.

소리 내 읽어 보면 잘 읽히지 않는다는 느낌이 들 것이다. 왜일까? '의'가 너무 많이 들어가서 그렇다. '의'를 많이 쓰는 건 일본식 표현이니, 될 수 있으면 줄이는 게 좋겠다.

내가 몸담은 조국이 위대한 이유는 국민들이 부지런하기 때문이다.

기생충이라고 오해하지 말고 차별하지 말고

어떤가, 훨씬 더 잘 읽히지 않는가? 접속사도 글의 흐름을 저해한다.

나는 배가 나왔다. 하지만 계속 이 상태로 살고픈 마음은 없다. 그래서 다이어트를 할 것이다.

접속사를 많이 쓰는 심리는 문장이 연결되지 않을 거라는 불안감에서 비롯된다. 그럴 필요 없다. 위 문장에서 접속사가 없다고 해서 읽는 이가 이해를 못할까? 하지만 첫 문장과 둘째 문장이 서로 배치되니, 다음과 같이 바꿔 보면 좋을 것 같다.

나는 배가 나왔지만, 이 상태로 살고픈 마음은 없다. 다이어트를 할 것이다.

마지막으로 봐야 할 것은 맞춤법이다. 아무리 비싼 스웨터를 입어도 어디 한 곳에 고춧가루가 묻었다면 그 사람을 볼 때 고춧가루에만 주목하게 된다. 게다가 글이란 뭔가를 배울 마음이 있어서 읽는 것일진대, 기본적인 맞춤법이 틀리면 뭐 하러 읽나 싶은 마음이 들게 마련이다.

어떤 분이 여배우에 대해 글을 썼는데, 이런 대목이 있었다.

"미자(가명)는 공복 기간을 가져야 한다."

공복 기간이 뭘까? 미자가 살찐 배우여서 그렇게 쓴 것일까? 그 다음 구절을 읽어 보니 글쓴이는 '공백 기간'이란 단어를 쓰려 했던 거였다. 미자가 불미스러운 일로 물의를 빚은 적이 있기 때문이다.

이런 글도 있다. "우리나라가 아무리 OPEC에 가입했다고 해도 선진국이 되려면 멀었다."

OPEC는 산유국 모임인데, 우리나라에서 석유가 나온 것인가? OECD를 OPEC로 착각한 이 글을 나는 더 읽지 않았다.

이 밖에도 헷갈리는 게 많이 있다. '돼/되', '메다/매다' 등등 우리 말 맞춤법은 정말 어렵다. 그래도 어쩌겠는가? 맞춤법 때문에 애써 쓴 글이 다 무너질 수 있으니, 인터넷으로 검색을 해서라도 제대로 된 단어를 쓰는 수밖에. 오늘의 결론은 이것이다.

'교정을 하지 않으면 글을 다 쓴 게 아니다.'

기생충이라고 오해하지 말고 차별하지 말고

아는 놈 위에
쓰는 놈

여기까지 내가 아는 글쓰기 기법을 소개했다. 이제는 글쓰기에 대해
어느 정도 자신을 갖게 됐을 것이라고 생각한다. 확실한 자신감을
얻기 위해 이번에는 특정 소재를 가지고 글을 한번 써보는 시간을
가져 보겠다. 주제는 '길고양이'로 해볼까 한다. 먼저 다음과 같은 글
을 쓸 수 있을 것이다.

　　기 : 길고양이는 길거리를 배회하는 고양이다.

　　승 : 길고양이에게 먹이를 주는 이들을 캣맘이라고 한다.

　　전 : 캣맘 때문에 길고양이의 숫자가 늘어나 주민들과의 갈등이
　　　　증폭된다.

결 : 길고양이, 국가와 사회가 해결할 문제다.

읽어 보니 어떤 느낌이 드는가? 확실한 건 재미가 별로 없다는 것이다. 그럴 수밖에 없다. 글이 전혀 신선하지가 않으니. 길고양이나 캣맘에 대한 얘기는 인터넷에서 찾아보면 얼마든지 쓸 수 있는 것이고, 여기서 말한 갈등도 어제오늘의 일이 아니다. 게다가 구태의연한 결론을 보라. 국가와 사회가 해결해야 한다는 마무리는 너무 추상적이지 않은가? 이 글을 어떻게 바꿔야 할까? 자신의 경험을 집어넣어 보자. 예를 들면 이렇게.

기 : 밤길을 가는데 누군가 나를 따라오는 느낌이 들었다.

승 : 그놈이 내게 몸을 날렸을 때, 난 너무 놀라서 그 자리에 주저앉았다. 그 녀석은 알고 보니 길고양이였다.

전 : 그날 이후 난 집 밖으로 나오지 않고 있다. 계절이 바뀌고 해가 바뀌었지만, 그날의 공포를 떠올리면 나가고 싶지가 않다.

결 : 내가 외출할 수 있도록 우리 아파트에서 길고양이를 다 없애 달라.

글에서 주장하는 바에 동의하지 않는 독자도 있겠지만, 이전 것보다는 더 재미있지 않은가? 그게 바로 경험의 힘이다. 자신의 경험

기생충이라고 오해하지 말고 차별하지 말고

을 집어넣음으로써 글이 신선해지고 설득력도 높아지는 것이다. 어떤가, 읽어 보니 이 정도는 나도 쓰겠다는 느낌이 들지 않는가?

바로 그거다. 글쓰기라는 게 어렵고 쉽고를 떠나 일단 쓰는 게 중요하다. 앞서 알려준 글쓰기 기법들을 모조리 습득했다 해도, 글을 쓰지 않으면 아무런 소용이 없다. 시간이 없어서, 쓸 말이 생각나지 않아서, 아니면 아직 연습이 부족해서 등, 글을 쓰지 말아야 할 핑계는 얼마든지 있다. 그러다 보면 나중에 펜 잡을 힘이 없을 만큼 나이가 든 뒤 "내 인생을 소설로 쓰면 열 권은 나올 텐데"라며 쓸쓸한 표정을 지어야 할 것이다.

한충자 할머니 이야기를 해볼까 한다. 그분은 남편과 중매로 결혼했는데, 결혼하자마자 남편이 군대에 갔다. 남편은 혼자 남은 아내가 걱정돼 수시로 편지를 썼지만, 아내는 한 번도 답장을 하지 않았단다. 남편은 '내가 싫은가 보다'라고 생각했지만, 막상 휴가를 나가 보니 아내가 반갑게 맞아 주는 게 아닌가? 아내는 왜 답장을 하지 않았을까. 글을 읽을 줄도 쓸 줄도 몰랐기 때문이다.

일하느라 바빠 글을 배우지 못했던 할머니는 일흔두 살이 되어서 드디어 한글을 깨친다. 글을 배운 그분이 처음 한 것은 남편에게 답장을 쓰는 일이었다.

"당신을 사랑합니다. 내가 한글을 읽지 못한다는 것을 알면서도 계속 편지를 보낸 당신."

남편은 휴가에서 복귀한 뒤에도 아내에게 계속 편지를 보낸 것이다. 멋진 남편이지 않은가?

하지만 한충자 할머니는 더 멋지다. 그 뒤 시 창작 반에 들어가 시를 배우고, 77세 때 《봄꽃은 희망이고 가을꽃은 행복이다》라는 시집을 냈으니까. 나도 읽어 보았는데, 삶의 솔직함이 드러나 있어 가슴에 더 와 닿는 글이었다.

"졸작은 쓰기 쉽고 걸작은 어려우니, 졸작부터 써야지 않겠는가?"

어느 분이 한 말이다. 너무 잘 쓰려고 하지 말고 일단 졸작이라도 써보자. 글은 열심히 쓰는 사람이 이기는 분야이니까.

기생충이라고 오해하지 말고 차별하지 말고

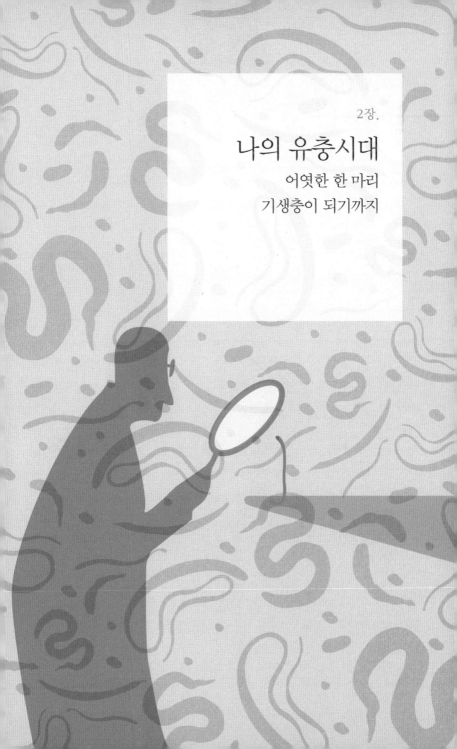

2장

나의 유충시대

어엿한 한 마리
기생충이 되기까지

아버지와
어머니

남자들이 꾸는 악몽 중 첫손가락에 꼽는 게 군대에 다시 가는 꿈이다. 나라를 지킨다는 숭고한 목적은 있을지라도, 2년간 병역의무를 수행하는 일은 평생의 트라우마가 될 수도 있다. 그런 군대를 다시 간다니, 아무리 꿈이라도 너무 잔인하다.

하지만 내게 가장 무서운 일은 다시 어린 시절로 돌아가는 것이다. 이건 내가 비교적 편한 군의관(더 정확히는 공중보건의)으로 군 생활을 했기 때문이기도 하지만, 그보다 더 중요한 이유는 내 어린 시절이 생각하기도 싫을 만큼 힘들어서다.

기생충이라고 오해하지 말고 차별하지 말고

방송이나 강의 때, 난 늘 내 외모 이야기를 한다. 일부 사람들은 "그렇게 못생기지 않았는데 왜 스스로 외모를 비하하느냐?"라고 묻는다. 외모에 관한 그분들의 기준이 관대한 건 고마운 일이지만, 내가 못생긴 건 팩트다. 아무리 잘 봐줘도 하위 20% 정도가 아닐까.

게다가 내가 못생긴 걸 알려준 이들은 다 주위 사람들이며, 고1 때 어떤 친구는 "내가 두 달 동안 쭉 둘러봤는데 우리 반에서 네가 제일 못생겼다"라고 하기도 했다. 어느 분은 인터넷에 내 사진을 올려놓고 이런 글을 썼다. "이분, 영화배우 맞나요? 영화 〈살인의 추억〉에서 '향숙이?' 하던 사람으로 나왔던 것 같은데."

외모, 특히 얼굴은 그 사람의 삶에 지대한 영향을 미친다. 특히 어린아이처럼 가진 게 많지 않은 경우, 얼굴의 영향력은 절대적이다. 물론 얼굴을 대체할 다른 방법이 없는 건 아니다. 공부를 아주 잘한다든지 운동을 잘하거나, 하다못해 덩치가 커서 싸움이라도 잘하면 외모의 열세를 상당 부분 만회할 수 있다.

의대에 간 뒤 난 비로소 나와 비슷하거나 나보다 못생긴 애들을 만날 수 있었는데, "너도 외모 때문에 고생 좀 했겠다"라고 물었을 때 그들은 의아한 표정을 지었다. 비결은 공부였다. 걔들은 어려서부터 공부를 잘했으니, 남들이 함부로 무시할 수 없었던 것이다.

안타깝게도 난 공부를 못했고, 다른 잘하는 게 없었던 데다 틱장애까지 있었기에 애들이 놀리기에 딱 좋은 조건이었다. 내 초등학교, 중학교 시절은 그래서 다음 한 마디로 정리된다.

외로움.

내겐 친구가 거의 없다시피 했고, 그래서 늘 혼자였다.

집이라고 해서 상황이 나은 건 아니었다. 호랑이같이 무서웠던 아버지는 자식들에게 친절하지 않았는데, 그중 날 제일 미워했다. 이게 막연한 느낌이 아니라는 건 훗날 발견된 아버지의 일기장에서 확인할 수 있었는데, 거기엔 이런 말들이 쓰여 있었다.

"민이는 누굴 닮아 저렇게 ×× 같을까?"

"오늘 기분이 안 좋았는데, 집에 와서 민이를 보니 화가 더 치밀었다. 하도 화가 나서 때렸는데도 여전히 기분이 풀리지 않는다."

그렇다고 다른 형제자매들이 아버지로부터 시달림을 받지 않은 건 아니었다. 사정이 이렇다면 우리끼리라도 똘똘 뭉쳐 친하게 지내야 하건만, 어린 나이에 그렇게 하기가 쉽지는 않다.

아버지의 기본 원칙은 단체 체벌이었다. 내가 동생과 싸우면 이유 여하를 불문하고 둘 다 야단을 맞았고, 누구 한 명이 말썽을 저질러도 단체로 벌을 섰다. 잘잘못을 가리기보단 다 똑같이 나쁘다고 야단을 치면 서로 간에 미움이 싹트기 마련이다. 내가 잘못했구나, 라고 반성하는 대신 "쟤 때문에 혼났다"라고 생각하게 되는데 화합이 되겠는가? 오랜 세월이 흐른 지금도 서로 살갑게 지내지 못하는 건

기생충이라고 오해하지 말고 차별하지 말고

내가 장남으로서 역할을 제대로 못한 탓이 크지만, 아버지의 교육 방식도 한몫을 했다.

'형제는 자연이 준 친구'라는 프랑스 속담이 있다. 나와 유전자를 공유하고 내 사정을 잘 아는 사람들이니 누구보다 친할 수 있지만, 우리끼리 우애가 그다지 좋지 못한 탓에 난 집에서도 늘 외로웠다. 무서운 아버지, 그리고 의지할 데 없는 형제자매들. 그나마 어머니가 늘 내 편이 되어 주셨지만, 아버지에 비해 어머니는 권력이 너무 약했다.

당시 내가 얼마나 아버지를 무서워했는지 보여 주는 일화를 하나 소개한다. 아버지가 일찍 오신 날이면 우린 아버지와 같이 저녁을 먹었다. 사람은 같이 밥을 먹으며 친해진다. '식구'라는 말도 밥을 같이 먹는 존재란 뜻이 아닌가. 하지만 우리 가족의 식사시간은 늘 침울했다. 아버지가 식사시간마다 야단을 치셨으니, 밥을 잘 먹기는 커녕 체할 지경이었다. 그래서 난 밥을 빨리 먹기 시작했다. 꾸지람을 더 듣기 전에 빨리 밥을 먹고 도망가자는, 어린 마음의 발로였다. 그 버릇은 나이가 든 뒤에도 계속됐다.

교수가 된 뒤의 일이다. 나랑 같이 밥을 먹던 조교 선생이 이런 말을 했다.

"선생님, 밥 좀 천천히 먹으면 안 돼요? 그렇게 빨리 드시고 기다리고 있으니, 제가 밥을 먹을 수가 없어요."

그 뒤부터 밥을 천천히 먹으려 애써 봤지만, 너무 오래 습관이 들어서인지 잘 고쳐지지 않는다. 언젠가 소설가 장정일이 쓴《장정일의 독서일기》를 읽다가 반가웠던 적이 있다. 장정일도 아버지가 무서워 밥을 빨리 먹게 됐다는 내용이었다. 아, 이런 게 무서운 아버지를 둔 자식의 일반적인 반응이구나.

이런 얘기를 담담히 할 수 있는 건, 아무래도 지금 내가 비교적 잘 자란 덕분이리라. 못생긴 외모와 따돌림, 무서운 아버지와 그로 인한 형제들의 파편화, 이런 조건이면 충분히 비뚤게 자랄 만도 한데 난 왜 그렇게 안 됐을까. 덩치가 작고 싸움을 못한 것도 한 가지 이유였다. 초등학교 5학년 즈음, 길을 가는데 나보다 훨씬 덩치가 큰 친구를 만났다. 그는 다짜고짜 내게 이렇게 말했다.

"야, 넌 왜 이렇게 병신같이 생겼냐? 살다 살다 너처럼 병신같이 생긴 애는 처음 본다."

그런 말을 들었으면 맞을 때 맞더라도 달려들어 한 대라도 패줘야 그가 더 이상 날 무시하지 못할 것이다. 게다가 옆에는 내 남동생이 있었으니 형 체면을 유지하기 위해서라도 뭔가 했어야 했지만, 난 그러지 못한 채 묵묵히 그가 가하는 모욕을 감내했다.

그 뒤에도 그를 몇 번 더 만났지만, 난 그가 보일 때마다 잽싸게 도망치기 바빴다. 한번은 그가 저기서 오고 있기에 도망치는데, 그

기생충이라고 오해하지 말고 차별하지 말고

가 내게 이렇게 외쳤다. "야! 병신!"

더 황당한 일은 중학교에 진학한 뒤 그를 다시 만나게 된 것이었다. 공교롭게도 그는 나와 같은 학년이었는데, 천만다행으로 그와 같은 반이 되진 않았다. 정의라는 건 존재하지 않는지 그는 제법 공부를 잘했고, 나중에 대학도 좋은 데를 갔다.

당연한 얘기지만 그는 내게 그 일에 대해 한 번도 사과한 적이 없다. 나 역시 그 일에 대해 그에게 따지지 못했다. 그가 내게 가하던 모욕이 생생히 머릿속에 남아 있는 건, 그 앙금이 제대로 해결되지 못한 탓이리라.

하지만 싸움을 못하는 것이 내가 잘 자란 이유의 전부는 아니다. 난 그 상당 부분이 어머니의 힘이라고 본다. 내가 아버지에게 꾸지람을 들을 때마다 어머니는 안타까운 시선으로 날 바라봐 주셨는데, 그 덕분에 난 내가 혼나는 게 내 잘못 때문이 아니라는 걸 알 수 있었다.

아무리 상황이 어려워도 누군가가 자신을 믿어 준다면, 비뚤어지지 않을 수 있다. 당시 내게 어머니는 세상에서 날 믿어 준, 거의 유일한 분이었다.

적성검사가 가르쳐 준
의사의 꿈

학교와 가정에서 마음 붙일 곳이 없는 학생이라면, 선생님의 도움이
큰 힘이 될 수도 있었을 것이다. 아쉽게도 난 그다지 선생님의 도움
을 받지 못했다. 그때는 지금과 달리 한 반에 학생이 60~70명이나
됐고, 집에 돈이 많아서 각종 향응을 제공하는 부모의 자식을 챙기
는 것만 해도 일이 많았을 테지만, 이런 사정을 감안해도 선생님들
이 내게 보여 줬던 행동은 좀 아쉬웠다.

특히 6학년 담임선생님은 노골적으로 날 미워하셨다. 신기하게
도 난 어릴 적부터 수학을 잘했다. 다른 과목은 성적이 엉망이어도
수학 하나만큼은 전교에서 놀 정도로 점수가 좋았는데, 유난히 어려

왔던 수학시험에서 내가 우리 반에서 유일하게 100점을 받았을 때 선생님이 보여 준 반응은 정말 치졸했다.

"얘들아, 이번 수학시험이 33문제였잖아. 한 문제에 3점이면 다 맞아도 99점이야. 그렇지? 그러니까 1점짜리 시험을 또 봐야 해."

아무리 멍청한 아이라 해도 이게 차별의 결과라는 건 알 수 있었다. 역시 총 문제 수가 33개였던 다른 과목에 대해서는 전혀 언급하지 않고 수학만 언급하는 이유가 내가 밉다는 것 말고는 없었기 때문이다. 선생님은 정말로 우리에게 1점을 위한 시험을 보자고 했다. 마음속으로야 다들 이게 무슨 해괴한 짓거리냐고 생각했겠지만, 대놓고 선생님한테 이의를 제기하는 학생은 없었다.

1점을 위한 문제는 무려 다섯 개나 됐는데, 이것 역시 내가 다 맞을까 염려한 선생님의 배려에서 비롯됐을 것이다. 문제는 하나같이 까다로웠다. 그리고 난 그중 하나를 틀렸다. 내 성적표에는 100점이 아닌, 99점이 적혔다. 지금 생각하면 다섯 개 중 네 개를 맞혔으니 99.8로 해야 하는 게 아니냐고 따져 물을 걸 그랬다.

이것 말고도 그 선생님이 날 미워한다는 증거는 차고 넘치지만, 이 지면이 특정인을 공격하기 위한 건 아니니 그냥 넘어가자. 그래도 중학교 때 만났던 이분은 꼭 언급해야 한다.

당시 음악을 가르쳤던 김 모 선생님은 내가 눈이 작은 게 어지간히 신기했던 모양이다. 그분은 내게 '왕눈이'라는, 반어법에 기초한 별명을 붙여 주셨는데, 그 별명을 진짜로 이루어 주려고 음악시간마다 내 눈을 찢어 줬다. 그렇게 몇 달을 찢더니 "나 덕분에 네 눈이 좀 커졌다"며 혼자 좋아하셨다. 지금 같으면 인터넷에 올릴 만한 만행이지만, 시대가 시대인지라 난 아무 말도 하지 못한 채 음악시간을 견뎌야 했다.

아이들, 아버지, 선생님, 이 모두로부터 따돌림을 받던 나였으니 그 시절이 무슨 재미가 있었겠는가? 당시 아이들 중엔 나중에 커서 뭐가 되겠다는 포부를 당당하게 밝히는 경우가 있었다. 과학자, 법조인, 선생님……. 하지만 난 당시 장래희망이란 게 없었다. 희망이란 건 '나중에 커서 뭐가 되겠다'는 것인데, 하루하루가 너무 지겹고 짜증나던 아이에게 먼 미래의 일을 생각하는 건 사치였다. 지금이 이런데 나중이라고 나아지겠는가, 이게 당시 내가 늘 하던 생각이었다.

그런 내가 공부를 해야겠다고 생각한 건 중2 때부터였다. 중학교 성적은 초등학교 때보다 훨씬 올라 반에서 15등 내외였다. 물론 이건 전적으로 수학의 힘이었는데, 반에서 15등이면 그렇게 못하는 수준은 아니지만, 그렇다고 해서 잘한다고 할 정도는 아니지 않을까 싶다. 그런데 중2 첫 시험을 망쳐도 너무 망쳤다. 어머니한테 성적표를 보여 드리면서 얼굴이 화끈거렸을 정도였는데, 어머니는 그 성적표를 가지고 야단을 치진 않았지만 실망의 빛을 감추진 않으셨다.

그 성적표를 들고 내 방에 있던 작은 거울을 들여다봤다. 갑자기 스스로가 한심하게 느껴졌다. 이렇게 생겼는데 공부까지 못하면 나중에 어떻게 되겠나, 하는 생각이 들었다.

그때부터 공부를 하기 시작했다. 당시엔 과외가 금지된 때였고 대학 진학률이 절반에도 미치지 못하던 때였기에, 지금처럼 죽자고 공부하는 분위기가 아니었다. 그런 분위기였으니 공부를 하면 할수록 성적이 올랐다.

중학교를 졸업할 때 난 반에서 3~4등 정도 하는 사람이 돼 있었다. 하지만 고등학교에 갔을 때 내 입학 성적은 우리 반에서 6등이었다. 게다가 우리 반에는 고입 시험인 연합고사에서 딱 1개밖에 안 틀린 친구도 있었다. 세상이 만만하지 않구나, 라고 생각했다.

이랬던 내가 공부에 매진하게 된 계기는 순전히 고1 때 실시된 적성검사였다. 문과와 이과 중 어느 쪽을 선택할지를 결정할 때 참고하라고 시행됐는데, 그게 얼마나 정확한지에 대해서는 아는 이가 없었다. 실제로 나도 적성검사 때문에 진로를 결정한 학생은 한 번도 본 적이 없다. 의대를 온 학생들에게 물어보면 대부분이 "성적이 좋아서", "부모님이 원해서", "의사가 꿈이어서"라고 대답하곤 한다.

적성검사 결과를 받기 전까지 의대는 내 미래에 들어 있지 않았다. 앞에서 쓴 것처럼 난 되고 싶은 게 하나도 없었으니까. 다만 법조인이었던 아버지가 굉장히 편하게 사시는 것처럼 보이기에 그렇다면 문과에 갈까, 하는 생각을 막연하게 했고, 거기에 맞춰 학교에다 제출한 서류에는 '문과'에 동그라미를 쳤다.

그런데 그 후 날아온 적성검사 통지서에 '의예과'라고 쓰여 있는 걸 보고 난 충격을 받는다. 의예과? 내가 의학에 소질이 있나? 그럼 의대를 가야겠네?

다른 확고한 꿈이 있다면, 아니 확고하지 않더라도 미래에 대해 어느 정도 생각을 해본 이라면 적성검사 결과에 그다지 신경 쓰지 않을 것이다. 하지만 미래를 꿈꿔 본 적도 없고, 주변에서 어느 누구로부터도 "넌 어떤 분야에 적성이 있어"라는 조언을 들어 본 적이 없는 이라면, '적성검사 결과'라는 종이 쪼가리에 적힌 말이라 할지라도 그에게는 삶을 결정지을 엄청난 것이 될 수 있다. 난 그렇게 내 진로를 결정했다.

문제는 성적이었다. 당시 내 성적으로는 의대에 가기가 힘들었다. 지금과 달리 그때는 물리학과나 공대가 의대보다 더 인기가 좋던 시절이긴 해도, 의대 역시 인기 학과 중 하나인 건 분명했다. 과외가 금지된 시대에 내가 할 수 있는 건 오직 공부밖에 없었다.

그전까지 내가 공부한 이유는 공부라도 잘해야 무시 받지 않으니까, 였다면 적성검사 이후의 공부는 확실한 목표가 있는 공부였다. 그러니 내가 얼마나 열심히 했겠는가? 쉬는 시간에도 짬짬이 공부를 한 것은 물론, 걷는 시간이 아까워 영어 단어장을 보면서 걸었다. 일요일이면 아침 일찍 도서관에 갔고, 스톱워치로 시간을 재가면서 15시간을 다 채우지 않으면 집에 오지 않을 정도였다.

당시 내가 얼마나 공부에 목말랐는지는 다음 에피소드가 잘 보여 준다. 고3이 됐을 때 내 성적은 반에서 1등, 전교에서는 2~5등을 오갔다. 어느 날 아버지가 나한테 얘기를 좀 하자고 했다. 아버지는 내게 놀라운 말씀을 하셨다.

"너처럼 밤늦게까지 공부해서 1등 할 거면 누가 못 하냐. 내일부터 밤 10시까지 집에 와라."

그때 난 집 바로 건너편 사설 독서실에서 밤 12시가 넘어서까지 공부를 하다 집에 오곤 했다. 거리가 먼 것도 아니고, 독서실에 친구가 있어서 같이 놀다가 늦은 것도 아니었다. 게다가 난 입시 때문에 바쁜 고3이었다. 아버지도 무슨 생각이 있어서 그런 말씀을 하셨겠지만, 난 그 말을 도저히 납득하지 못했다.

"제가 학교에서 5시에 끝나고, 집에 와서 밥 먹고 독서실 가면 6시가 넘는데, 불과 네 시간만 공부하고 오라는 건 너무합니다."

제발 공부를 하게 해달라는 아들이라니, 내가 마치 호부호형을 하게 해달라는 홍길동이 된 듯했다. 하지만 홍길동은 서자인 반면 난 누가 봐도 아버지를 딱 닮은, 정식 아들 아닌가. 게다가 내가 무슨 큰 요구를 하는 것도 아니었다. 그럼에도 아버지는 단호했다.

"10시까지 오라면 와!"

혹시나 싶어 다음 날 밤 11시에 왔더니 아버지는 말을 안 듣는다고 나를 체벌하셨다. 초등학교 때 아버지는 "민아, 너 마지막으로 맞은 게 언제지?"라고 물으셨다. 내가 지난주 목요일이라고 답하자 아버지는 "그럼 오늘 맞자"라고 하셨고, 진짜 때리셨다. 하지만 억울함으로 따지자면 이번 것이 훨씬 더 컸다. 다른 부모는 자식이 공부 안 한다고 때리는데, 이게 뭔가.

할 수 없이 난 다음 날부터 밤 10시에 왔고, 아버지의 눈을 피해 몰래 공부를 했다. 이불 속에서 플래시를 켜놓고 공부한 적도 있다. 이 어이없는 사태는 도저히 참을 수 없다고 생각한 어머니가 나서 주셔서 한 달이 채 못 되어 일단락됐는데, 굳이 이 말을 하는 이유는 이렇다.

공부에 뜻이 없는 학생들이 많이 있다. 내 동료의 아들도 어머니가 안 계시면 다음 날이 시험인데도 불구하고 게임을 한다고 한다. 이건 그 아이들이 나빠서 그런 게 아니다. 다만 그 아이들은 왜 공부를 해야 하는지, 스스로 납득하지 못했을 뿐이다.

그러니 학교나 가정에서 그 아이들에게 해야 할 것은 '무조건 공부하라'고 윽박지르는 것이 아니라, 왜 공부를 해야 하는지에 대해 아이와 대화를 나누는 것이어야 한다. 억지로 질질 끌려가듯 공부하는 것보다는, 다소 늦을지언정 진심으로 몸을 던져 공부하는 것이 훨씬 더 효율적일 테니까. 물론 내 경우에는 과외가 금지됐다는 시

기생충이라고 오해하지 말고 차별하지 말고

대적인 정황이 큰 도움을 주긴 했지만, 날고 기는 과외도 스스로 공부하는 학생을 쉽게 이기긴 못하지 않을까.

결국 난 의대에 갔다. 그것도 서울대에 있는 의대를 말이다. 나와 비슷하거나 나보다 더 안 생긴 친구들을 만나서 심적 위안이 된 것도 있지만, 의대에 간 게 좋았던 건 '의대생'이라는 타이틀이 내가 난생 처음 가져 보는 권력이기 때문이었다.

고교 때까지 난 그냥 '그들 중 한 명'에 불과했다. 공부를 잘한다 해도 그건 증명된 게 아니었기에 별다른 권력이 될 수 없지만, 어느 대학에 다닌다는 사실은 아무것도 없던 내게 아우라를 선사해 줬다.

한번은 술에 취해 잠이 든 내가 택시비를 내지 않자 열이 받은 기사 아저씨가 날 경찰서로 데려갔다. 그때 경찰은 내게 신분증을 요구했는데, 의대생이라는 사실에 흠뻑 도취돼 있던 난 지갑에 있던 학생증을 꺼냈다. 경찰이 말했다. "아니 이렇게 좋은 대학 다니는 학생이 왜 이래?" 다른 이한테도 다 그러는지 모르겠지만, 경찰은 경찰차로 날 집까지 데려다 줬다.

그 뒤 내가 이룬 것들은 상당 부분 '의대'라는 타이틀이 큰 힘을 미쳤다. 내가 의대 졸업생이 아니었다면 출판사에서 훗날 '쓰레기'로 판명된, 내 첫 번째 책인《소설 마태우스》를 내줬을 리 없고, 방송에 출연할 기회도 없지 않았을까.

그렇게 본다면 오늘의 내 삶은 '의예과'라고 적힌 적성검사 결과지에서 비롯된 것일지도 모르겠다. 그러니 다음과 같이 말할 수 있겠다.

"어린 시절에 들은 한마디가 그 아이의 삶을 결정할 수 있다."

기생충이라고 오해하지 말고 차별하지 말고

기생충을
만나다

학교에서 강의와 연구를 하고, 외부 강의를 나가고, 이따금씩 방송에 출연하는 것, 요즘의 내 삶은 이렇게 돌아간다. 바쁘게 사는 게 힘들 때도 있지만, 이렇게 다채로운 인생을 살아가는 것에 감사할 때가 더 많다.

물론 이건 '의대'를 선택한 덕도 있겠지만, 의대를 나왔다고 해서다 뜬 건 아니다. 내 동기들 중 TV에 꾸준히 나오는 친구는 의학 전문 기자로 알려진 홍혜걸을 제외하면 거의 없다. 그러니 내 인지도의 대부분은 내가 기생충학을 전공했기 때문이라고 해도 과언은 아니다. 난 기생충과 어떻게 만났을까?

기생충도 외모 차별 피해자

의대를 간 이상, 기생충과의 만남은 필연이었다. 41개 의과대학 중 기생충학 교수가 있는 곳은 30곳밖에 안 되지만, 나머지 11개 대학에서도 외부 강사를 초청해 기생충학을 배운다. 게다가 내 모교는 기생충학 교수가 세 명이나 계셨다. 그렇다 해도 기생충에 대한 내 인식은 지금 일반 사람들이 그런 것처럼, 그리 좋지 않았다. 기생충학을 배우기 전 내가 기생충에 대해 아는 거라곤 어릴 적 했던 채변검사가 고작이었으니 말이다.

1963년 아홉 살밖에 안 된 초등학생 여자아이가 회충 1,063마리에 걸려 숨진 일이 있었다. 더 이상 안 되겠다 싶었던 정부는 기생충박멸협회(지금은 건강관리협회로 이름이 바뀌었다)를 세우고 기생충 박멸에 나선다. 하지만 돈과 인력이 문제였다. 원래대로라면 기생충이 있는지 검사를 하고 약을 주는 게 맞지만, 전 국민을 대상으로 그런 일을 하기엔 역부족이었다. 그래서 나온 게 봄가을 구충제, 즉 검사 여부에 관계없이 일 년에 두 번은 구충제를 먹으라는 지침을 내린 것이다.

국민 대부분이 기생충에 걸려 있던 현실을 감안하면, 이건 지극히 당연한 조치였다. 하지만 학생들이 문제였다. 알아서 약을 먹으라고 해도 집안이 어려운 경우엔 못 먹을 수가 있었다. 게다가 기생충 감염의 피해는 학생들이 훨씬 더 커서, 영양실조에 빠지거나 성장이 지체될 수 있었다. 당시 우리 정부의 능력으로는 벅찬 일이었지만, 박멸협회는 전국의 모든 학생들의 대변을 받아 기생충 검사를 실시했고, 양성자에게 약을 줬다. 이런 눈물겨운 사연을 몰라 준 채 자기 대변 대신 개똥을 넣거나 친구 것을 빌려서 제출한 분들, 반성하자.

기생충 여부를 확인할 때 대변 검사를 하는 이유는, 기생충이 우리 몸속에서 알을 낳고 대변을 통해 그 알들을 밖으로 내보내기 때문이다. 그럼에도 '기생충=대변'의 등식이 성립하게 된 건 학생 시절 대변 검사에 시달리던 기억이 워낙 강해서이리라. 게다가 기생충은 무위도식의 표상인 데다 사람에게 심한 증상을 일으키는 존재, 나라고 해서 기생충을 좋아한 건 결코 아니었다. 그런 내 마음이 조금은 누그러진 건 수업을 통해 기생충학을 배우면서부터였다.

-회충: 길이 30㎝. 증상은 거의 없음. 숫자가 많아지면 증상이 생김.
-편충: 길이 3~5㎝. 증상은 거의 없음. 숫자가 많아지면 증상이 생김.

심지어 길이가 5m가 넘는 초대형 기생충도 우리 몸에서 별다른 증상이 없다시피 했다. 의문점이 생겼다. 그렇게 나쁜 애들은 아닌데, 왜 우리는 기생충을 싫어할까? 따지고 보면 기생충을 멀리하게 만든 대변도 사실은 우리 스스로가 만든 것이 아닌가.

답은 금방 나왔다. 외모 때문이었다. 세균, 바이러스처럼 정말 우리에게 해로운 것들은 눈에 보이지 않지만, 기생충은 크기가 커서 눈에 금방 띈다. 그리고 기생충은 징그럽게 생겼다. 기회만 있다면 사람을 해칠 사자나 호랑이를 사람들이 좋아하는 건, 그들이 멋진 외모를 갖고 있기 때문이다. 그리고 난 이런 결론에 도달한다.

나 또한 외모로 인해 차별받았던 사람인데, 나마저 기생충을 싫어해서야 되겠는가?

기생충학, 날 받아 줘서 고마워

내가 기생충들에게 가진 감정은 동정 그 이상도 이하도 아니었다. 마음이 조금 열렸다는 것일 뿐, 난 여전히 기생충학을 하고 싶은 마음은 전혀 없었다. 거기 가면 평생 대변 검사만 할 텐데, 의대씩이나 나와서 그런 일을 하는 게 말이 되나? 하지만 운명은 희한한 방식으로 날 기생충학으로 이끌었다.

본과 2학년의 어느 날, 기생충학 교수님은 회충에 대한 비디오를 우리에게 보여 주셨다. 비디오라고 해봤자 별 게 아닌 것이, 그냥 회충 여러 마리가 꼼지락거리는 게 전부였다. 10분도 넘게 그러고 있으니 너무 지루해서 깜빡 잠이 들었는데, 꿈에 그 회충들이 나오는 게 아닌가.

잠에서 깨자마자 난 무엇에 홀린 듯 회충을 주인공으로 한 작품을 쓴다. 회충들이 구충제에 대한 저항성을 획득하고 지구의 지배자가 된다, 지능까지 갖춘 그들로 인해 인간은 노예 신세로 전락한다, 하지만 기생충학 교수님이 수퍼 구충제를 만들어 회충을 일망타진한다, 대충 이런 내용이었다.

당시 난 방송반이라는 동아리 소속이었기에, 이 작품을 방송제에서 공연할 생각이었다. 그런데 내가 참 예의가 바른 게, 이 대본을 가지고 기생충학 교수님을 찾아뵙고 이대로 공연해도 되느냐고 여쭤 본 거다. 교수님은 감동하셨다. 의대 학생 중에 기생충에 관심을 가진 애가 있다는 것에 말이다. 지금도 그렇지만 그 당시에도 기생충학은 인기가 별로 없는 분야였기에, 기생충학에 남는 사람은 1년에 1명이 채 되지 않았다. 그런데 기생충을 가지고 소설을 쓴 학생이 있다니, 교수님으로선 '조금만 꼬이면 넘어오겠다'고 희망을 품는 것도 당연했다.

그 교수님은 원래 학생들에게 잘하기로 소문난 분이셨지만, 그 사건 이후 교수님은 내게 참 잘해 주셨다. 식당에서 우연히 만났을 때 밥값을 내주신 건 그 하이라이트. 늘 배고픈 학생에게 밥이 갖는 의미는 컸기에, 그 장면은 오래도록 뇌리에 남았다.

우리 학교에선 본과 4학년이 됐을 때 '선택의학'이라는 과목을 듣게 하는데, 이 과목은 자신이 원하는 교수 밑에서 3주간 있을 수 있는 기회를 제공한다. 많은 학생이 자신이 전공하고 싶은 과, 즉 내

과나 정형외과 같은 곳을 선택한다. 하지만 내가 기생충학 교수님의 존함을 써 넣은 건 3주 동안 밥은 잘 얻어먹을 수 있지 않을까, 였지 미래의 전공과는 하등의 상관이 없었다.

그렇게 난 기생충학 실험실에 발을 들였다. 직접 본 실험실은 내 생각과는 완전히 딴판이었다. 그쪽 사람들은 전날 걷어 온 대변을 주무르며 하루를 시작하는 줄 알았건만, 실제로 대변을 만지는 경우는 거의 없었다. 내가 본 장면은 A라는 기생충을 갈아서 전기영동(전기 이동)을 통해 단백질을 분석하는, 매우 첨단스러운 일이었다. 교수님께 물었다. 대변 검사는 언제 하느냐고, 왜 이런 일을 하고 있느냐고. 하지만 교수님의 대답은 예상 밖이었다.

"여기는 대변 검사하는 곳이 아니야. 환자들 대변 검사는 병원 임상검사실에서 하는 거야. 우리는 말야, 기생충을 가지고 인간의 삶을 더 나아지게 할 연구를 해."

그렇게 3주의 시간이 흐른 뒤, 교수님은 내게 기생충학에 남아 달라고 부탁하셨다. 그간 기생충 연구에 재미를 붙이긴 했지만, 난 망설였다. 요즘 기생충이 다 없어졌는데 이걸 해서 과연 먹고살 수가 있을지 걱정이 됐으니까.

"무슨 소리야. 기생충 연구는 기생충이 없을 때 해야 돼. 생각해 봐. 모든 국민이 다 기생충에 걸려 있는데 한가롭게 기생충 연구를 하겠어?"

심지어 21세기에는 기생충학이 각광받는 시대가 온단다. 논리에서 밀린 난 생각할 시간을 달라고 한 뒤 고민하기 시작한다.

'의대 들어온 건 의사가 되기 위함이었는데 왜 갑자기 기생충?'

'개업을 하면 매일 비슷한 환자를 봐야 하는데, 평생 그렇게 살면 보람이 있을까?'

오래 걸릴 것도 없었다. 바로 그다음 날, 기생충학을 하겠다고 교수님께 말씀드렸다. 교수님은 크게 기뻐하셨고, 날 위한 환영식을 베풀어 주셨다.

그로부터 20여 년이 지난 지금 생각해 보면, 그 시절 어떻게 그런 멋진 선택을 할 수 있었는지 스스로가 대견하다. 의대를 같이 나온 다른 동기들, 특히 개업한 친구들은 "이 짓을 언제까지 해야 하느냐"며 지겨워하곤 하는데, 난 기생충과 더불어 늘 새로운 일 – 전문용어로 이를 연구라고 한다 – 을 하고 있으니 말이다.

또한 기생충의 실상을 담은 책을 써서 베스트셀러 작가가 됐고, 기생충을 사랑하자는 슬로건으로 방송에도 나갔다. 그렇게 본다면 내가 진짜로 고마워해야 할 대상은 따로 있었다.

"기생충들아, 고마워. 날 받아 줘서. 교수님, 절 불러 주셔서 감사합니다."

좀 더
좋은 사람이
되게 해준 당신

'어떡해야 할까. 지금 놓치면 다시는 기회가 없을지도 모르는데.'

아내를 처음 만났던 날, 난 심각한 고민에 빠져 있었다. 그 당시 난 강력한 독신주의자였다. 악몽으로 끝난 첫 번째 결혼이 날 그렇게 만들었다. 평범한 사람들이 지옥을 만드는 법, 전처나 나나 둘 다 나쁜 사람은 아니었지만, 성격적으로 맞지 않는다는 게 문제였다. 결국 난 일 년이 채 못 되어 짐을 싸서 나오고 만다. 원래 있던 곳으로 돌아온 셈이지만, 밑바닥을 경험하고 난 뒤 올라온 지상은 천국이었다. 그래, 내가 있어야 할 곳은 바로 여기야.

자유를 만끽하는 차원에서 매일같이 이 사람 저 사람과 돌아가

기생충이라고 오해하지 말고 차별하지 말고

며 술을 마셨다. 돌이켜보면 내가 그랬던 건 주위의 시선 때문이었다. 행여 날 결혼에 실패한 외로운 늑대로 볼까 봐, 재미있게 사는 척했던 것 같다. 물론 그 생활이 재미가 없는 건 아니었지만, 매일같이 술을 마시는 건 몸과 마음이 피폐해지는 일이었다. 게다가 교수의 본분은 열심히 연구하고 강의하는 것일진대, 밤마다 놀기 바쁜 이가 본분을 제대로 할 리가 없었다. 교수는 논문으로 말한다고, 동료 교수들은 날 한량 보듯이 했다. 자기네끼리 학문적인 얘기를 하다가 내가 지나가면 "언제 술이나 하자"라고 했으니, 한량 취급했다는 게 전혀 근거 없는 건 아니다.

어쩌면 내 인생은 계속 그렇게 흘러갔을지도 모르는 일이었다. 그때 어머니가 간곡한 부탁을 하셨다. 제발 여자랑 선을 좀 봐달라고 말이다. 그 부탁이 나는 달갑지 않았다. 꼭 짝을 이뤄야만 행복한 건 아닌데, 어머니는 도대체 발상의 전환을 하지 못한다고 투덜거렸다. 그러자 어머니가 당근을 꺼내신다.

"선 볼 때마다 5만 원씩 줄게."

그렇게 해서 난 몇 차례 선을 봤다. 커피 값으로 1만 원 정도 쓰고, 돌아오는 길에 친구를 불러내 그 돈으로 술을 마셨다. 여자분들은 내게 과분할 정도로 좋은 사람들이었고, 그중에는 나 같은 사람도 괜찮다는 분도 있었지만, 그들 중 누구도 굳게 닫힌 내 마음을 열지 못했다. 하기야, 그 밑바닥에서 탈출하느라 얼마나 애를 썼는데

다시 그리로 기어들어 가겠는가?

그렇게 몇 년이 흐른 어느 날, 선 자리에 앉아 여자를 기다리고 있었다. 그날 만남은 내 이혼을 담당했던 변호사가 주선해 준 것이었는데, 난 그게 고맙기보단 좀 귀찮았다. 심지어 '또 이혼하라고 이러는 건가?'라는 의심마저 들었다.

하지만 아내가 내 앞에 나타났을 때, 모든 것이 변했다. 심지어 오랜 기간 날 지탱해 줬던 독신주의마저 무너져 내렸다. 이게 잘하는 일일까, 또 후회하는 거 아닐까? 매일 흥청망청 노는 내 생활은 이제 끝인 건가? 갖가지 의문이 꼬리를 물었지만, 난 아내의 크고 아름다운 눈에 내 인생을 던졌다.

그게 벌써 10년 전이다. 살면서 여러 번의 선택을 했지만, 그때 그 선택은 내가 했던 최고의 선택이었다. 사람은 목표가 있어야 흔들리지 않을 수 있다. 소년시절 적성검사지에 적힌 '의예과'라는 문구가 날 지탱해 줬다면, 40부터의 내 삶을 지탱해 준 건 아내에 대한 사랑이었다.

난 더 이상 손에 술병을 들고 하이에나처럼 밤거리를 헤매지 않는다. 대신 다른 교수들처럼 열심히 연구를 하고 논문을 썼다. 나를 보는 동료들의 시선이 달라지는 게 느껴졌다. 그들 중 몇 명은 "저, 우리 연구 같이 하면 안 될까?"라는 제안을 하기도 했다. 방송을 나

기생충이라고 오해하지 말고 차별하지 말고

가게 되면서 시간이 쪼들리게 됐지만, 그럼에도 '1년에 논문 최소 4편'이란 약속은 꼭 지키려고 한다. 가장의 몸으로 다른 곳에서 한량 취급을 받는 건 영 쑥스러운 일이니까.

학교 이외에 과외 활동도 열심히 하게 됐다. 고등학교나 대학에 가서 기생충의 정신을 전파하는 일 말이다. 이 경우 약간이나마 과외 소득이 생기는데, 그 대부분을 아내에게 송금한다. 아내에게 돈을 보내면 아내가 잘 받았다고, 잘 쓰겠다고 좋아해 주는 게 기쁘다. 그걸 보는 게 너무 즐겁다 보니 돈이 들어오지도 않았는데 비상금에서 돈을 보내 준 적도 있다. 그러다 보니 방송에도 나가게 됐고, 또 인지도도 높아졌다.

물론 난 안다. 내가 잘나서 그런 게 아니라, 아내를 잘 만난 덕분이라는 걸. 늘 하는 생각이지만 이 자리를 빌려 아내에게 내 마음을 전해 본다.

"여보, 결혼해 달라는 내 부탁을 들어준 것, 정말 고마워. 덕분에 내가 좀 더 좋은 사람이 될 수 있었어. 앞으로 더 잘할게."

다음 세대에 전하고 싶은 한 가지는 무엇입니까?

다음 세대를 생각하는 인문교양 시리즈 **●아우름**

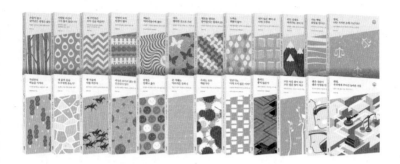

아우름25

기생충이라고
오해하지 말고 차별하지 말고

1판 1쇄 발행 2017년 12월 7일
1판 4쇄 발행 2019년 11월 15일

지은이 서 민
펴낸이 김성구

단행본부 류현수 고혁 홍희정 현미나
디자인 이영민
제 작 신태섭
마케팅 최윤호 나길훈 김영욱
관 리 노신영

펴낸곳 (주)샘터사
등 록 2001년 10월 15일 제1-2923호
주 소 서울시 종로구 창경궁로35길 26 2층 (03076)
전 화 02-763-8965(단행본부) 02-763-8966(마케팅부)
팩 스 02-3672-1873 **이메일** book@isamtoh.com **홈페이지** www.isamtoh.com

© 서민, 2017, Printed in Korea.

ISBN 978-89-464-2074-8 04510
ISBN 978-89-464-1885-1 04080(세트)

이 도서의 국립중앙도서관 출판시도서목록(CIP)은 e-CIP 홈페이지
(http://www.nl.go.kr/cip.php)에서 이용하실 수 있습니다. (CIP제어번호: CIP2017031039)

값은 뒤표지에 있습니다.
잘못 만들어진 책은 구입처에서 교환해 드립니다.